SIGMUND FREUD

100 éléments essentiels pour comprendre son œuvre

Max Alecha

Octobre 2023

Sommaire

75 - La correspondance avec le psychanalyste britannique Ernest Jones

76 - Les réflexions sur le rôle de la moralité dans la société

77 - La création de la Société psychanalytique de Zurich

78 - La publication de "Le futur d'une illusion"

79 - Les études sur l'homosexualité et la bisexualité

80 - L'importance du "transfert" dans la relation analyste-patient

81 - La correspondance avec la psychanalyste américaine Karen Horney

82 - La création de la Société psychanalytique de Budapest

83 - La publication de "Essais de psychanalyse appliquée"

84 - La notion de "censure" dans la psychanalyse

85 - Freud et l'inconscient collectif

86 - La psychanalyse et l'exploration de la créativité

87 - La psychanalyse et la critique féministe

88 - Les études sur la psychanalyse des artistes

89 - La publication de "Au-delà du principe de plaisir"

90 - L'importance de l'auto-analyse dans sa propre vie

91 - Les débats sur la psychanalyse comme science

92 - L'influence de la psychanalyse sur la psychiatrie

93 - L'impact de la psychanalyse sur la recherche en neurosciences

94 - La psychanalyse dans la culture populaire

1 - Sa jeunesse à Vienne

La naissance, la famille et la jeunesse de Sigmund Freud sont des éléments cruciaux pour comprendre l'homme qui allait devenir l'une des figures les plus influentes de la psychologie du XXe siècle.

Sigmund Freud est né le 6 mai 1856 à Freiberg, une petite ville de Moravie, située à l'époque dans l'Empire autrichien et aujourd'hui en République tchèque. Il était le premier enfant de Jakob Freud, un marchand de laine, et d'Amalia Nathansohn Freud, une mère au foyer dévouée. La famille Freud était de confession juive et modeste sur le plan financier, mais elle avait une profonde appréciation de l'éducation et de la culture.

L'arrivée de Sigmund était un moment marquant pour la famille, qui allait bientôt compter huit enfants. Malgré leurs ressources limitées, les parents de Freud, Jakob et Amalia, étaient déterminés à offrir à leurs enfants la meilleure éducation possible. Dès son plus jeune âge, Sigmund montra des signes d'intelligence exceptionnelle. Il était un élève assidu à l'école primaire, et ses enseignants reconnurent rapidement sa vivacité d'esprit et sa capacité à apprendre rapidement.

Sigmund était un enfant précoce, manifestant un intérêt précoce pour la lecture et la littérature. Il dévorait les livres et manifestait un désir insatiable de connaissances. Sa famille le soutenait dans ses efforts intellectuels, l'encourageant à poursuivre ses études de manière autodidacte. Il passait de nombreuses heures à la bibliothèque locale, explorant divers sujets, développant ses compétences académiques, et élargissant son horizon intellectuel.

En 1860, lorsque Freud n'avait que quatre ans, sa famille prit la décision de déménager de Freiberg à Vienne, la capitale autrichienne. Ce changement de lieu allait s'avérer décisif pour la vie de Freud, car Vienne était en train de devenir un centre culturel florissant. La ville était le foyer de la Vienne fin-de-siècle, une période caractérisée par un bouillonnement artistique, intellectuel et culturel. Cette époque allait profondément influencer la pensée de Freud et façonner son approche de la psychologie.

À Vienne, Freud continua son parcours académique avec un zèle renouvelé. Il excella à l'école, montrant un grand intérêt pour la littérature, la philosophie et les sciences. Sa curiosité intellectuelle précoce l'amena à explorer divers domaines du savoir. Il participait activement à des cercles littéraires et philosophiques de la ville, discutant d'idées novatrices et se forgeant des amitiés durables qui allaient influencer sa pensée.

À l'âge de 17 ans, Freud prit une décision qui allait façonner le cours de sa vie en entrant à l'Université de Vienne pour étudier la médecine. Cette décision, bien que différente des attentes de ses parents, fut influencée par son désir ardent de comprendre le fonctionnement de l'esprit humain. C'était le début d'un voyage intellectuel qui allait façonner la psychologie moderne.

Au sein de l'université, Freud se plongea dans des domaines tels que la physiologie, la neurologie et la psychologie. Il développa un intérêt particulier pour les troubles mentaux et commença à explorer les questions liées à la psychopathologie. Cette période de sa vie marqua le début de sa quête pour explorer les recoins les plus profonds de la psyché humaine, une quête qui allait le mener à des découvertes révolutionnaires en psychologie.

La jeunesse de Freud à Vienne fut une période de formation intellectuelle et de découverte personnelle. Sa passion pour la recherche, son désir inextinguible de compréhension, et sa détermination à percer les mystères de la psyché humaine allaient le conduire à des découvertes qui allaient révolutionner le domaine de la psychologie.

2 - Le père de la psychanalyse

L'histoire de Sigmund Freud en tant que précurseur de la psychanalyse est une saga fascinante qui a marqué un tournant majeur dans le monde de la psychologie. Freud a façonné une nouvelle discipline, bouleversant notre compréhension de l'esprit humain et de la psychopathologie.

Dès ses premières études de médecine à l'Université de Vienne, Freud se distingua par sa passion pour la psychologie et la neurologie. Ses premières influences, telles que les physiologistes Ernst Brücke et Carl Claus, l'ont aidé à forger sa compréhension du fonctionnement du cerveau et du système nerveux. Cependant, c'est sa collaboration avec Josef Breuer qui allait jeter les bases de la psychanalyse.

Freud et Breuer ont travaillé ensemble sur des cas d'hystérie, utilisant l'hypnose pour traiter les patients. Au cours de ces séances, Freud a observé un phénomène fascinant : ses patients se souvenaient de traumatismes et d'événements refoulés depuis longtemps, et cela semblait soulager leurs symptômes hystériques. Cette observation a profondément influencé sa pensée et l'a amené à développer sa théorie de l'inconscient.

En 1899, Freud publia son ouvrage majeur, "L'interprétation des rêves", qui représentait une véritable révolution dans le domaine de la psychologie. Il y décrivait en détail sa théorie de l'inconscient, expliquant comment les souvenirs, les désirs refoulés et les conflits cachés influençaient le comportement humain. Il soutenait que les rêves étaient la "voie royale" vers l'inconscient, car leur analyse pouvait révéler les pensées et les émotions profondément enfouies.

Freud a également introduit des concepts clés tels que le complexe d'Œdipe, la libido, et les mécanismes de défense psychologique. Il a exploré la sexualité infantile et l'impact des premières expériences sur le développement psychologique. Ses idées ont suscité un vif débat, mais elles ont également attiré de nombreux disciples et collaborateurs.

Sa collaboration avec Carl Jung et Alfred Adler, entre autres, a conduit à l'expansion de la psychanalyse en tant que discipline. Chacun de ces collaborateurs a contribué à enrichir et à élargir les concepts et les techniques de la psychanalyse. Cependant, ces partenariats n'étaient pas sans conflits, et Freud a fini par avoir des désaccords avec plusieurs de ses disciples, entraînant des scissions et des schismes au sein du mouvement psychanalytique.

Le travail de Freud était révolutionnaire, mais il était également controversé à son époque. Ses idées sur la sexualité, l'inconscient et les pulsions refoulées étaient radicales pour l'époque. Beaucoup de ses collègues médecins et psychologues étaient sceptiques quant à la validité de sa théorie, et Freud lui-même était conscient des résistances à ses idées.

Cependant, Freud était déterminé à poursuivre ses recherches et à faire progresser sa discipline naissante. Ses conférences publiques à Vienne attiraient un public considérable, et il a formé de nombreux analystes psychanalytiques qui ont diffusé ses idées dans le monde entier. L'influence de Freud a également touché la culture populaire, inspirant des artistes, des écrivains et des cinéastes.

Freud est devenu un précurseur majeur dans le domaine de la psychanalyse, en introduisant des concepts qui ont profondément transformé la psychologie. Son héritage continue de façonner la psychanalyse moderne et a ouvert la voie à de nouvelles approches pour comprendre la psyché humaine. Les controverses et les débats qui ont entouré son travail ont contribué à stimuler la recherche et à promouvoir une meilleure compréhension de l'esprit humain. Sigmund Freud est, sans aucun doute, un géant dans l'histoire de la psychologie.

3 - Théorie de l'inconscient

La théorie de l'inconscient de Sigmund Freud est l'un des piliers centraux de la psychanalyse, représentant une percée révolutionnaire dans la compréhension de l'esprit humain. Cette théorie, qui a redéfini la psychologie, est le fruit de nombreuses années d'observation, d'expérimentation et de réflexion de la part de Freud.

La notion fondamentale de la théorie de l'inconscient de Freud repose sur l'idée que l'esprit humain est divisé en trois niveaux distincts : le conscient, le préconscient et l'inconscient. Le conscient représente ce à quoi nous sommes actuellement attentifs, ce que nous pensons consciemment et ce dont nous sommes pleinement conscients. Cependant, Freud a soutenu que la majeure partie de l'esprit humain est enfouie dans le préconscient et, surtout, dans l'inconscient.

L'inconscient, selon Freud, est la partie la plus profonde de l'esprit humain et renferme des désirs, des émotions et des souvenirs refoulés. Ces contenus refoulés proviennent souvent d'expériences traumatisantes ou de désirs socialement inacceptables. L'inconscient agit comme une sorte de réservoir psychique dans lequel ces éléments sont stockés, hors de la conscience immédiate.

La clé de la théorie de l'inconscient de Freud est le processus de refoulement. Il s'agit d'un mécanisme de défense psychologique par lequel les pensées, les émotions et les désirs inacceptables sont repoussés dans l'inconscient pour éviter l'anxiété et le conflit. Par exemple, un enfant éprouvant des sentiments de colère envers ses parents pourrait refouler ces émotions pour maintenir une relation harmonieuse avec eux.

Le rôle de l'inconscient est complexe. Freud a décrit l'inconscient comme une force dynamique qui influence constamment le comportement et les pensées conscients. Il a également introduit le concept de "censure" dans l'inconscient, un mécanisme qui régule ce qui est autorisé à émerger dans le conscient.

Les rêves occupent une place centrale dans la théorie de l'inconscient de Freud. Il a soutenu que les rêves étaient la "voie royale" vers l'inconscient. Les rêves, selon Freud, sont le produit de désirs, de souvenirs et de pensées refoulés qui surgissent de l'inconscient pendant le sommeil. L'analyse des rêves était une méthode clé de la psychanalyse, permettant aux individus de découvrir leurs désirs cachés et leurs conflits internes.

Un autre élément important de la théorie de l'inconscient de Freud est le concept de psychopathologie. Il a avancé l'idée que de nombreux troubles mentaux sont le résultat de conflits et de désirs refoulés qui émergent de l'inconscient de manière déformée. Par exemple, l'anxiété, la dépression et les phobies peuvent découler de ces conflits internes non résolus.

L'impact de la théorie de l'inconscient de Freud a été immense. Elle a remis en question les conceptions traditionnelles de la conscience et a ouvert de nouvelles voies pour comprendre la psyché humaine. Sa théorie a influencé de manière significative la psychologie clinique, la psychanalyse, la littérature, la philosophie et même le cinéma. Elle a également suscité de nombreux débats et discussions sur la validité de ses idées, contribuant ainsi au développement continu de la psychologie en tant que discipline.

La théorie de l'inconscient de Freud a marqué un tournant révolutionnaire dans la psychologie, révélant les profondeurs cachées de l'esprit humain et jetant les bases de nombreuses approches psychologiques modernes. Sa compréhension de l'inconscient a laissé une empreinte indélébile sur la façon dont nous percevons la psyché humaine et continue d'influencer le champ de la psychologie aujourd'hui.

4 - Le complexe d'Œdipe

Le complexe d'Œdipe, l'une des notions centrales de la psychanalyse de Sigmund Freud, est une théorie profonde et controversée qui a suscité de nombreuses discussions depuis sa formulation. Cette théorie repose sur l'idée que les enfants traversent une série de stades psychosexuels, parmi lesquels le stade d'Œdipe est l'un des plus importants.

Le complexe d'Œdipe tire son nom d'un personnage de la mythologie grecque, Œdipe, qui tue son père et épouse sa mère sans le savoir. Freud a introduit cette notion pour décrire un processus psychologique qui se produit chez les enfants au cours de leur développement sexuel précoce, généralement entre l'âge de trois et cinq ans. Selon la théorie, le complexe d'Œdipe est un moment clé dans la formation de la personnalité et dans le développement des relations familiales.

La théorie du complexe d'Œdipe repose sur l'idée que les enfants éprouvent des sentiments d'attirance et de désir envers le parent du sexe opposé (le garçon envers sa mère, la fille envers son père) et des sentiments hostiles envers le parent du même sexe. Les garçons développent le complexe d'Œdipe positif, tandis que les filles développent le complexe d'Œdipe négatif.

Pour les garçons, le complexe d'Œdipe positif se manifeste par des sentiments d'amour et de désir pour leur mère et des sentiments d'hostilité ou de rivalité envers leur père. Ils craignent souvent que leur père découvre leur désir pour leur mère et réagisse de manière punitive.

Les filles, en revanche, développent le complexe d'Œdipe négatif, caractérisé par des sentiments d'amour et de désir pour leur père, associés à des sentiments d'hostilité envers leur mère. Les filles redoutent que leur mère découvre leur attirance pour leur père et réagisse de manière répressive.

Freud a suggéré que ces sentiments ambivalents étaient normaux et faisaient partie du processus de développement sexuel de l'enfant. Cependant, la résolution du complexe d'Œdipe était essentielle pour la formation de la personnalité et le passage à l'âge adulte. Cette résolution se produit généralement lorsque l'enfant renonce à ses désirs incestueux et identifie son rôle sexuel.

Pour les garçons, la résolution du complexe d'Œdipe se traduit par l'identification au père et l'acceptation des normes et des valeurs associées à la masculinité. Les filles, quant à elles, se tournent vers leur mère comme modèle d'identification, intégrant les valeurs et les comportements féminins.

Le complexe d'Œdipe a un impact profond sur les relations familiales et le développement de la personnalité. Freud a soutenu que les conflits non résolus liés au complexe d'Œdipe pouvaient avoir des répercussions sur la vie adulte. Par exemple, des sentiments de rivalité non résolus envers le parent du même sexe pourraient se manifester sous forme de jalousie dans les relations amoureuses ultérieures.

Cette théorie a également été au centre de nombreuses critiques et de débats. Les psychanalystes ultérieurs, tels que Carl Jung et Alfred Adler, ont contesté certaines des idées freudiennes concernant le complexe d'Œdipe. De plus, les critiques ont remis en question la généralisation des concepts freudiens à toutes les cultures et ont souligné que ces idées ne s'appliquent pas nécessairement à toutes les personnes.

Malgré les controverses, le complexe d'Œdipe reste une notion importante dans l'histoire de la psychanalyse. Il a ouvert la voie à une réflexion plus approfondie sur les relations familiales, la sexualité infantile et le développement de la personnalité. La théorie du complexe d'Œdipe a également contribué à façonner l'approche psychanalytique de la compréhension des émotions et des conflits internes qui influencent le comportement humain. Bien que ses idées puissent être discutées, elles continuent d'avoir un impact durable sur la psychanalyse et la psychologie en général.

5 - L'usage de la cocaïne

L'usage de la cocaïne par Sigmund Freud demeure un sujet intrigant et controversé de sa vie et de sa carrière. Pour comprendre pleinement son impact, il est essentiel de contextualiser cette période de l'histoire médicale et de la carrière de Freud.

Freud a découvert la cocaïne au cours des années 1880, à une époque où cette substance était considérée comme un médicament miracle. Il était à l'origine fasciné par les propriétés analgésiques et stimulantes de la cocaïne, et il entreprit des recherches sur ses applications potentielles en médecine. C'était une période d'exploration dans laquelle la cocaïne était promue comme un remède polyvalent, pouvant traiter divers maux, y compris la dépression, l'anxiété et les maux de tête.

Les premiers travaux de Freud sur la cocaïne comprenaient des articles dans lesquels il vantait ses avantages, qualifiant la cocaïne de "drogue miraculeuse". Il a écrit sur son utilisation comme anesthésique local, qui s'est avérée efficace pour soulager la douleur dans certaines procédures médicales mineures. Il a également exploré son potentiel pour le traitement de la dépendance à la morphine, affirmant que la cocaïne pourrait aider les patients à se libérer de cette addiction.

La relation de Freud avec la cocaïne s'étendait au-delà de ses recherches médicales. Il a également utilisé la cocaïne à des fins personnelles, considérant qu'elle augmentait sa créativité et son énergie. Cependant, il était loin de comprendre les risques associés à cette substance, notamment son potentiel addictif et ses effets secondaires graves. L'usage personnel de la cocaïne par Freud s'est avéré préoccupant, car il a dépassé les limites de l'expérimentation médicale pour devenir une habitude à laquelle il a finalement dû renoncer.

Le moment clé de la prise de conscience des effets néfastes de la cocaïne par Freud a été l'épisode d'une grave crise cardiaque qu'il a subi en 1893. Cette expérience a été un tournant dans sa relation avec la cocaïne, et il a abandonné sa consommation personnelle. Cependant, il a continué à défendre l'utilisation médicale modérée de la cocaïne pour un certain nombre d'affections, notamment les maux de tête et la dépression.

L'usage de la cocaïne par Freud est un sujet de débat parmi les psychologues et les historiens. Certains voient ses expérimentations avec la cocaïne comme une erreur de jugement qui a nui à sa réputation et à sa crédibilité. D'autres estiment que cela a eu un impact positif sur ses idées en l'aidant à explorer de nouvelles perspectives sur la psyché humaine.

L'expérience de Freud avec la cocaïne reflète l'époque de découverte et d'exploration dans laquelle il vivait. Il est important de noter que, malgré ses expérimentations avec la cocaïne, Freud a renoncé à sa consommation personnelle et a modéré ses recommandations sur son utilisation médicale. Cette expérience controversée ne doit pas éclipser les contributions majeures de Freud à la psychologie et à la psychanalyse, notamment sa théorie de l'inconscient, sa compréhension du complexe d'Œdipe, et son impact durable sur la compréhension de la psyché humaine. Sa carrière est marquée par la complexité de la recherche et de l'expérimentation, reflétant sa détermination à explorer les profondeurs de la psyché humaine.

6 - Emigration à Londres en 1938

L'émigration de Sigmund Freud à Londres en 1938 est un chapitre poignant et significatif de sa vie, marqué par les bouleversements politiques et les menaces croissantes du régime nazi en Autriche. Cet événement a marqué la fin de la vie de Freud à Vienne et le début d'une nouvelle phase de sa carrière et de sa vie personnelle.

En 1938, l'Autriche avait été annexée par l'Allemagne nazie, exposant Freud, de confession juive, ainsi que sa famille, à de graves dangers en raison de leur origine ethnique et de leurs affiliations intellectuelles. Les nazis persécutaient les Juifs et tout ce qui était considéré comme "non-aryen", ce qui incluait la psychanalyse de Freud.

Face à cette menace imminente, Freud, âgé de 82 ans, décida de quitter Vienne avec sa femme Martha et sa fille Anna pour chercher refuge à l'étranger. Ils ont été forcés de quitter leur maison et ont dû abandonner la plupart de leurs biens. Freud avait déjà subi une intervention chirurgicale pour un cancer de la bouche en 1923, ce qui avait laissé des séquelles, et sa santé était précaire. Malgré ces défis, l'émigration de Freud était incontournable pour leur survie.

La famille Freud s'installa finalement à Londres, où ils vécurent dans une maison située au 20 Maresfield Gardens, à Hampstead. C'est là que Freud allait passer les dernières années de sa vie. Il continua à travailler et à écrire, malgré sa santé fragile. Il était déterminé à poursuivre ses recherches et à continuer d'enseigner la psychanalyse.

L'émigration à Londres a marqué un tournant dans la vie de Freud et dans l'histoire de la psychanalyse. Londres est devenue un nouveau centre de la psychanalyse, et Freud a continué à former des analystes et à influencer la pensée psychanalytique. Sa maison à Hampstead est devenue un lieu de rencontres pour de nombreux intellectuels et psychanalystes. C'est là que Freud a achevé plusieurs de ses œuvres majeures, dont "L'Homme Moïse et la religion monothéiste" et "Nouvelles conférences d'introduction à la psychanalyse".

L'émigration de Freud à Londres a également eu un impact sur la psychanalyse en tant que discipline. De nombreux analystes européens de renom avaient également émigré à Londres, ce qui a contribué à enrichir la communauté psychanalytique de la ville. Cependant, Freud était préoccupé par la division au sein de la psychanalyse et les querelles entre différentes écoles de pensée.

Freud a passé ses dernières années à Londres, où il a continué à souffrir de problèmes de santé. Il a développé un cancer de la gorge qui s'est aggravé, lui causant de la douleur et des difficultés à parler. Malgré ses souffrances, il a continué à travailler sur ses écrits et sa correspondance. Sigmund Freud est décédé à Londres le 23 septembre 1939, laissant derrière lui un héritage durable en psychanalyse et un impact indélébile sur la compréhension de la psyché humaine.

L'émigration de Freud à Londres symbolise à la fois la vulnérabilité des intellectuels et des personnes de confession juive face à la montée du nazisme en Europe et la détermination de Freud à poursuivre ses travaux malgré les circonstances difficiles. Sa maison à Hampstead est aujourd'hui un musée dédié à sa vie et à son travail, rappelant l'importance de cet événement dans son héritage.

7 - L'analyse des rêves

L'analyse des rêves de Sigmund Freud représente une contribution majeure à la psychologie et à la psychanalyse, ayant profondément influencé la compréhension de l'inconscient et de la psyché humaine. Cette méthode complexe et fascinante a révolutionné la manière dont nous percevons les rêves et les processus mentaux sous-jacents.

Pour Freud, les rêves n'étaient pas de simples phénomènes nocturnes aléatoires. Il les considérait comme une fenêtre vers l'inconscient, une voie par laquelle les désirs refoulés, les conflits internes et les émotions profondément enfouies trouvaient une expression. Il a introduit le concept fondamental de "rêve de contenu latent" par opposition au "rêve de contenu manifeste". Le contenu manifeste se réfère aux éléments du rêve tels que le rêveur s'en souvient, tandis que le contenu latent révèle les désirs refoulés derrière les symboles et les métaphores du rêve.

L'analyse des rêves de Freud s'appuyait sur l'idée que les rêves étaient fortement influencés par le matériel refoulé, des désirs socialement inacceptables. Pour rendre ces désirs tolérables pour la conscience, l'esprit travaille activement pour les déguiser. Les rêves sont souvent enveloppés dans des symboles et des métaphores, ce qui les rend difficiles à interpréter directement. Le "travail du rêve" était le processus par lequel les éléments latents étaient transformés en éléments manifestes, une étape cruciale de l'analyse des rêves.

La méthode d'analyse des rêves de Freud impliquait l'utilisation de techniques telles que l'association libre. Les patients étaient encouragés à exprimer librement leurs pensées, émotions et souvenirs en relation avec les éléments du rêve. Cette approche révélait les contenus refoulés, les conflits psychiques et les désirs inconscients, qui étaient autrement inaccessibles à la conscience.

L'analyse des rêves de Freud repose également sur le concept de "censure onirique". Selon cette idée, l'esprit travaille activement pour déguiser et masquer les désirs refoulés dans les rêves, de sorte que leur signification ne soit pas immédiatement apparente. Ces mécanismes complexes de déguisement et de déformation des désirs refoulés constituent un élément central de l'interprétation des rêves.

L'impact de l'analyse des rêves de Freud a été considérable. Elle a radicalement modifié notre compréhension de l'esprit humain en soulignant l'importance de l'inconscient et en montrant comment les désirs refoulés influencent notre comportement. Elle a ouvert de nouvelles voies de recherche en psychologie clinique et en psychanalyse.

Les symboles et les interprétations psychanalytiques des rêves sont devenus une partie intégrante de la culture populaire, en particulier dans le mouvement surréaliste du 20e siècle. Les artistes, les écrivains et les cinéastes ont intégré des éléments freudiens dans leurs œuvres, créant un lien entre l'art et la psychanalyse.

Cependant, il est essentiel de noter que l'analyse des rêves de Freud a également suscité des critiques, en particulier en ce qui concerne la nature subjective de l'interprétation des rêves. Les variations possibles entre les analystes et la difficulté d'appliquer cette méthode de manière systématique ont été au centre de ces critiques.

Néanmoins, l'analyse des rêves de Freud demeure une contribution majeure à la psychologie, ayant ouvert la voie à une meilleure compréhension de l'inconscient, de la symbolique et des désirs refoulés. Elle continue d'influencer le domaine de la psychologie clinique et de la psychanalyse, ainsi que la manière dont nous percevons les rêves et la psyché humaine. Sa complexité et sa richesse en font l'un des piliers de la psychanalyse et une méthode qui continue d'exercer une influence majeure sur la psychologie contemporaine.

8 - Le freudianisme

Le freudianisme, ou la psychanalyse freudienne, est un courant de pensée en psychologie qui repose sur les idées et les théories développées par Sigmund Freud, le père de la psychanalyse. Le freudianisme est un terme qui englobe un ensemble de concepts et de méthodes qui ont révolutionné la psychologie et influencé de nombreux domaines, de la psychologie clinique à la littérature et à l'art.

L'une des contributions les plus fondamentales du freudianisme est la théorie de l'inconscient. Selon Freud, une grande partie de notre psyché est constituée d'éléments inconscients, y compris des désirs refoulés, des souvenirs refoulés et des émotions inaccessibles à la conscience. Il a divisé l'inconscient en trois parties : le ça, le moi et le surmoi. Le ça représente les désirs instinctifs et les impulsions, le moi est le centre de la conscience et de la rationalité, tandis que le surmoi incarne les normes morales et les valeurs.

Un autre pilier du freudianisme est l'analyse des rêves, qui considère les rêves comme une fenêtre vers l'inconscient. Selon Freud, les rêves sont le résultat d'un compromis entre les désirs refoulés et les mécanismes de défense de l'ego. L'analyse des rêves repose sur l'idée que les rêves contiennent des éléments manifestes (ce que le rêveur se souvient) et des éléments latents (les significations cachées). L'interprétation des rêves vise à révéler ces désirs refoulés et ces conflits internes.

Un concept fondamental du freudianisme est le complexe d'Œdipe, qui décrit un modèle de développement psychologique. Selon cette théorie, les enfants traversent une phase où ils éprouvent des sentiments d'attirance pour le parent du sexe opposé et des sentiments hostiles envers le parent du même sexe. La résolution du complexe d'Œdipe est essentielle pour le développement de la personnalité.

Le freudianisme a également introduit des notions telles que la sexualité infantile, la répression, la sublimation et la résistance. Ces concepts ont contribué à façonner notre compréhension de la psyché humaine, en soulignant l'importance des désirs inconscients et de la sexualité dans le comportement humain.

L'impact du freudianisme s'étend bien au-delà de la psychologie. Les idées de Freud ont influencé la littérature, l'art, la philosophie et même le cinéma. Le mouvement surréaliste du 20e siècle a été particulièrement influencé par les concepts freudiens, notamment l'importance des rêves et de l'inconscient.

Cependant, le freudianisme a également suscité des critiques. Certains psychologues et chercheurs ont remis en question la validité scientifique de nombreuses idées freudiennes. Les méthodes d'analyse et d'interprétation des rêves, en particulier, ont été critiquées pour leur nature subjective.

Le freudianisme reste un pilier de la psychologie et un élément clé de la compréhension de la psyché humaine. Ses concepts et ses théories continuent d'influencer la psychologie clinique, la thérapie, la culture populaire et la manière dont nous percevons les processus mentaux. Le freudianisme représente un héritage durable de la pensée de Sigmund Freud, qui a profondément marqué le domaine de la psychologie moderne.

9 - Influence sur la littérature, l'art et la philosophie

L'influence de Sigmund Freud sur la littérature, l'art et la philosophie du 20e siècle est incontestablement profonde et complexe, modifiant radicalement la manière dont les artistes et les penseurs abordent la compréhension de la psyché humaine, des désirs refoulés et de l'inconscient. Cette influence est un sujet fascinant qui mérite d'être exploré en détail.

Les idées de Freud ont eu un impact substantiel sur la littérature du 20e siècle. Les écrivains ont été intrigués par les concepts freudiens qui élargissaient leur compréhension de la psyché humaine. La notion de l'inconscient, les désirs refoulés, le complexe d'Œdipe et l'analyse des rêves ont trouvé leur place dans la littérature moderne. Par exemple, dans son œuvre "Mrs Dalloway," Virginia Woolf a exploré les couches profondes de la conscience de ses personnages, incorporant des éléments de psychanalyse pour sonder la psyché humaine. James Joyce, quant à lui, a utilisé le monologue intérieur pour donner une voix directe aux pensées et aux désirs inconscients de ses personnages, une technique fortement influencée par les travaux de Freud.

Dans le roman "Le Procès" de Franz Kafka, l'oppression, le non-sens et les mécanismes psychologiques évoqués trouvent leur écho dans les concepts freudiens de la répression et de l'angoisse. D.H. Lawrence, dans "L'Amant de lady Chatterley," explore les thèmes de la sexualité et des désirs refoulés, reflétant l'influence de Freud sur la compréhension des relations humaines et de la sexualité.

Le mouvement surréaliste, émergeant au début du 20e siècle, a été profondément influencé par les idées de Freud.

Les artistes surréalistes ont trouvé dans la psychanalyse une source d'inspiration fertile. Les peintres Salvador Dalí, René Magritte et Max Ernst ont créé des œuvres d'art qui explorent les rêves, l'inconscient et les désirs refoulés. Leurs images énigmatiques, leurs juxtapositions inattendues et leurs éléments symboliques reflètent directement l'exploration psychanalytique de la psyché humaine.

Le surréalisme a fait des rêves une source d'inspiration majeure. Les artistes cherchaient à traduire le langage de l'inconscient dans leur art, créant des œuvres qui semblaient émerger directement de l'univers des rêves. Les images surréalistes, souvent dérangeantes et provocantes, ont bouleversé les conventions artistiques et ont introduit de nouvelles manières de représenter la réalité et l'imaginaire.

Les idées de Freud ont également eu un impact significatif sur la philosophie, en particulier en ce qui concerne la nature de la conscience, de l'inconscient et de la psyché humaine. La philosophie a exploré la manière dont la psychanalyse remettait en question les conceptions traditionnelles de la conscience et de la rationalité.

L'existentialisme, un courant philosophique majeur du 20e siècle, a été influencé par les concepts freudiens. Les philosophes existentialistes, tels que Jean-Paul Sartre et Albert Camus, ont exploré les thèmes de la liberté, de l'authenticité et de la responsabilité à la lumière des idées de Freud sur l'inconscient et les désirs refoulés. L'existentialisme a mis en avant la notion d'angoisse existentielle, qui trouve un écho dans la psychanalyse freudienne.

L'influence de Freud sur la culture occidentale est indéniable. Ses idées novatrices ont ouvert de nouvelles voies pour les artistes, les écrivains et les penseurs du 20e siècle. L'héritage de Freud, qui a radicalement changé notre compréhension de la psyché humaine, perdure dans la littérature, l'art et la philosophie. Ses concepts ont transformé la manière dont nous percevons les processus mentaux, la sexualité, l'inconscient et les désirs refoulés, laissant une empreinte indélébile sur la culture et la pensée modernes.

10 - Ses disciples célèbres, dont Carl Jung

Les disciples célèbres de Sigmund Freud ont joué un rôle majeur dans la diffusion et l'approfondissement de la psychanalyse, tout en apportant des nuances et des développements significatifs à la théorie freudienne. Parmi ces disciples, Carl Jung, Alfred Adler, Melanie Klein et Anna Freud se distinguent par leur impact sur la psychologie, la psychanalyse et la pensée du 20e siècle.

Jung est l'un des disciples les plus éminents de Freud et son travail a profondément influencé le développement de la psychologie analytique. Jung a été un pionnier en explorant des concepts tels que l'inconscient collectif, les archétypes et les types psychologiques. Contrairement à Freud, qui se concentrait largement sur les aspects sexuels de la psyché, Jung a élargi la compréhension de la psyché humaine en explorant des domaines tels que la spiritualité, la mythologie et la philosophie. Il a suggéré que la psyché humaine était influencée par des éléments universels et transpersonnels, allant au-delà de la seule dimension personnelle. Cette vision holistique de la psyché a influencé la psychologie analytique et a contribué à une vision plus complexe et nuancée de l'individu.

Adler, un autre disciple de Freud, a développé la psychologie individuelle, une approche qui met l'accent sur la recherche du sens de la vie et la recherche de buts et de motivations personnelles. Adler a introduit le concept de "complexes d'infériorité" et a exploré l'impact des sentiments d'infériorité sur le développement de la personnalité. Il a également mis en avant l'idée que les individus sont motivés par le désir d'atteindre un sentiment d'accomplissement et de supériorité personnelle. Ces idées ont donné naissance à l'école de la psychologie humaniste et ont influencé des domaines tels que la psychologie de la motivation et de l'accomplissement.

Melanie Klein, une psychanalyste britannique, s'est consacrée à la psychanalyse des enfants. Elle a élaboré des théories sur les premiers stades du développement psychologique chez les enfants, mettant l'accent sur les processus inconscients chez les plus jeunes, y compris les fantasmes, les peurs et les angoisses. Ses travaux ont grandement influencé la psychanalyse des enfants et ont enrichi notre compréhension de la manière dont les expériences précoces peuvent façonner la personnalité et les émotions à l'âge adulte.

Fille de Sigmund Freud, Anna Freud a joué un rôle essentiel dans le développement de la psychanalyse des enfants. Elle a adapté les concepts freudiens pour mieux comprendre le développement de la personnalité chez les jeunes. Ses travaux ont mis en lumière l'importance du moi, du surmoi et du ça chez les enfants, contribuant à la psychologie clinique et au traitement des troubles psychologiques chez les plus jeunes.

Ensemble, ces disciples célèbres de Freud ont contribué de manière significative à l'élaboration de nouvelles théories et à l'expansion de la psychanalyse. Leurs travaux ont influencé la psychologie clinique, le développement de la psychanalyse des enfants, la psychologie analytique et d'autres domaines de la psychologie. Leur impact s'est fait sentir non seulement dans le monde académique, mais aussi dans la compréhension de la psyché humaine et dans la manière dont nous abordons les questions de développement, de motivation et de spiritualité. Ils ont laissé un héritage durable dans le champ de la psychologie et ont contribué à la richesse et à la diversité des approches psychologiques du 20e siècle.

11 - Sa relation avec son ami et collaborateur Wilhelm Fliess

La relation entre Sigmund Freud et Wilhelm Fliess, deux personnalités majeures de la psychologie et de la psychanalyse, est une histoire complexe, mêlant amitié, collaboration intellectuelle, divergences d'opinion, et finalement, séparation. Leur partenariat a été marqué par des contributions significatives à la psychanalyse naissante, mais aussi par des désaccords qui ont influencé la direction future de la psychanalyse.

Wilhelm Fliess était un médecin oto-rhino-laryngologiste allemand, tandis que Sigmund Freud était un neurologue autrichien en train de développer ses idées sur la psychanalyse. Leur amitié a débuté de manière informelle lorsque Freud a consulté Fliess pour des problèmes de santé personnels, y compris des troubles nasaux et des symptômes névrotiques. Cependant, leur collaboration intellectuelle a rapidement dépassé le cadre de la médecine pour inclure des discussions sur la psychologie et la psychanalyse.

L'une des contributions les plus significatives de Fliess à la psychanalyse a été sa théorie des périodes biorythmiques. Il croyait que des cycles biologiques de 23 et 28 jours influençaient la santé mentale et physique des individus. Selon lui, ces cycles jouaient un rôle central dans le développement des névroses. Freud a adopté ces idées dans sa propre théorie des névroses, utilisant les cycles de Fliess pour expliquer certains symptômes psychologiques.

Un aspect notable de leur travail commun a été la notion de "trauma nasal" dans le développement de la névrose. Fliess croyait que les troubles nasaux pouvaient être liés à des symptômes psychologiques et que la guérison de ces troubles physiologiques pouvait également entraîner une amélioration des symptômes mentaux. Cette idée a eu une influence significative sur la manière dont Freud a abordé les liens entre les problèmes physiologiques et les symptômes névrotiques chez ses patients. Cependant, il est important de noter que cette théorie a été abandonnée par Freud au fur et à mesure que sa propre compréhension de la psychanalyse évoluait.

Leur collaboration ne s'est pas limitée aux questions physiologiques. Fliess a également influencé la manière dont Freud a abordé la sexualité et la théorie de la séduction. Il a encouragé Freud à explorer la sexualité infantile et à remettre en question les croyances traditionnelles sur la moralité sexuelle. Cette influence a eu un impact profond sur le développement ultérieur de la théorie freudienne de la sexualité et de l'inconscient.

Cependant, malgré ces contributions importantes, la relation entre Freud et Fliess a été marquée par des tensions et des désaccords croissants. Les désaccords ont éclaté autour de certaines des théories plus controversées de Fliess, notamment son hypothèse selon laquelle la plupart des maladies étaient causées par des "points focaux" infectés dans le nez. Ces idées n'ont pas été bien accueillies par la communauté médicale de l'époque, ce qui a créé des tensions entre les deux amis.

Ces tensions professionnelles se sont mêlées à des aspirations personnelles. Fliess cherchait la reconnaissance et la célébrité, tandis que Freud aspirait à établir la psychanalyse en tant que discipline sérieuse et reconnue. Les différends sur des cas cliniques spécifiques ont exacerbé les tensions, et en 1902, leur amitié s'est brisée de manière définitive.

Néanmoins, l'influence de Fliess sur Freud et sur la psychanalyse est indéniable. Les idées de Fliess ont contribué à façonner les premières théories de Freud, même si elles ont ensuite été abandonnées. La confrontation avec les idées de Fliess a poussé Freud à affiner et à renforcer ses propres théories, contribuant ainsi à l'élaboration de la psychanalyse en tant que discipline distincte.

La relation complexe entre Freud et Fliess met en lumière la manière dont l'amitié, la rivalité, la collaboration et le conflit peuvent jouer un rôle significatif dans l'évolution de la pensée et des disciplines intellectuelles. Elle montre comment les idées novatrices peuvent émerger au sein de relations complexes, et comment la recherche de la vérité scientifique peut parfois exiger de remettre en question les convictions les plus profondes. La contribution de Fliess à la psychanalyse demeure un élément incontournable de son histoire, illustrant la complexité des relations personnelles dans le développement de nouvelles idées scientifiques.

12 - Ses premières études en médecine à Vienne

Les premières études de Sigmund Freud en médecine à l'université de Vienne ont marqué le début d'une carrière qui allait révolutionner la psychologie et la psychiatrie. Freud a débuté ses études médicales à Vienne en 1873. Ses années d'apprentissage à l'université ont jeté les bases de sa compréhension de la psyché humaine et ont préfiguré le développement ultérieur de la psychanalyse.

Le jeune Freud avait un désir ardent d'explorer les mystères de l'esprit humain, ce qui l'a poussé à choisir la médecine comme domaine d'études. Il avait grandi dans une famille juive à Vienne, où la culture intellectuelle et l'éducation étaient valorisées. Son père, Jacob Freud, était un marchand de laine prospère, mais il a encouragé l'éducation de son fils, reconnaissant son intelligence précoce.

Sigmund Freud a été admis à l'université de Vienne en 1873, à l'âge de 17 ans. Il a entrepris des études médicales approfondies et s'est plongé dans un large éventail de disciplines médicales, notamment l'anatomie, la physiologie, la neurologie et la psychiatrie. Sa fascination pour le fonctionnement du cerveau et du système nerveux a joué un rôle essentiel dans son développement intellectuel.

Pendant ses années d'études, Freud a eu la chance d'étudier sous la direction de professeurs éminents de l'université de Vienne. Parmi ses mentors figuraient Ernst Brücke, un physiologiste renommé, et Theodor Meynert, un neurologue respecté. Les enseignements de ces érudits ont eu un impact profond sur la manière dont Freud a abordé la compréhension du fonctionnement du cerveau et de la psyché humaine.

Freud a été particulièrement influencé par les enseignements de Brücke, qui lui a inculqué une approche rigoureuse de la méthode scientifique et de l'observation minutieuse. Il a également approfondi sa compréhension de la physiologie et de la neurologie grâce à ces mentors, ce qui allait se révéler essentiel dans ses futures recherches.

Au cours de ses études médicales, Freud s'est notamment intéressé à la recherche sur le système nerveux central. Il a effectué des dissections cérébrales et mené des recherches sur la moelle épinière, acquérant ainsi une expérience pratique précieuse. Cette expérience a renforcé son intérêt pour la neurologie et a été un point de départ pour ses futures explorations des troubles mentaux.

Un tournant majeur dans la formation médicale de Freud a été sa découverte de la théorie de l'hystérie de Jean-Martin Charcot, un neurologue français de renom. La théorie de Charcot selon laquelle certains symptômes névrotiques et psychiatriques étaient liés à des troubles physiologiques a captivé Freud. Elle a ouvert la voie à sa propre exploration de la psychopathologie et a contribué à la formation de sa vision sur les liens entre le corps et l'esprit.

Les années de formation médicale de Freud à l'université de Vienne ont fourni une base solide pour ses futures explorations de la psyché humaine. Son expertise approfondie dans l'anatomie, la physiologie, la neurologie et la psychiatrie a joué un rôle essentiel dans le développement de ses premières théories sur la sexualité, la psychopathologie et la psychanalyse. Ces études ont préparé le terrain pour sa carrière révolutionnaire dans le domaine de la psychologie et ont contribué à sa place exceptionnelle dans l'histoire de la pensée humaine.

13 - La découverte de l'hypnose et de la suggestion

La découverte de l'hypnose et de la suggestion a été un moment déterminant dans la carrière de Sigmund Freud, jetant les bases de ses futures explorations en psychologie et posant les fondations de la psychanalyse. Cette période de sa vie, marquée par son initiation à l'hypnose et à la suggestion, s'est déroulée alors qu'il était encore étudiant en médecine à l'université de Vienne dans les années 1870.

À cette époque, l'hypnose était en pleine effervescence grâce aux travaux pionniers de Franz Mesmer, un médecin autrichien du 18e siècle. Mesmer avait développé le concept du "magnétisme animal" et croyait en l'existence d'une force invisible, qu'il prétendait pouvoir canaliser pour guérir divers maux. Bien que les idées de Mesmer aient été controversées et critiquées, sa technique d'hypnose a persisté et évolué au fil des décennies.

La première exposition de Freud à l'hypnose a été facilitée par son professeur de physiologie, Ernst Brücke. Brücke avait lui-même un intérêt pour l'hypnose et a partagé ses connaissances avec son jeune étudiant. Il a montré à Freud comment l'hypnose pouvait être utilisée pour accéder à des souvenirs précis qui semblaient autrement inaccessibles à la conscience. Cette idée que l'hypnose pouvait servir de passerelle vers les profondeurs de l'esprit a profondément intrigué Freud et a posé les bases de ses futures recherches sur l'inconscient.

Une autre influence significative dans la découverte de l'hypnose par Freud a été le travail du célèbre neurologue français Jean-Martin Charcot. Charcot avait développé des techniques d'hypnose pour traiter les patients atteints d'hystérie. Il avait documenté de manière détaillée les manifestations physiques et psychologiques de l'hystérie lorsqu'elle était observée sous hypnose. Ces observations ont renforcé l'intérêt de Freud pour l'hypnose en tant qu'outil permettant de comprendre les troubles mentaux.

Freud n'a pas simplement adopté passivement les techniques d'hypnose. Au contraire, il a cherché à développer sa propre compréhension de cette méthode et à l'utiliser activement pour explorer les problèmes psychologiques et les symptômes névrotiques de ses patients. Au cours de ses expérimentations, il a rapidement constaté que l'hypnose avait ses limites, car certains patients ne répondaient pas favorablement à cette technique.

L'une des expériences notables de Freud liée à l'hypnose a été celle de "l'Anna O.", une patiente qui présentait des symptômes hystériques. Avec l'aide de son ami et collègue Joseph Breuer, Freud a utilisé l'hypnose pour explorer les souvenirs et les émotions refoulés de "l'Anna O.". Ces séances d'hypnose ont permis à la patiente de se souvenir de traumas passés et de s'exprimer librement sur ses émotions. Cependant, Freud a rapidement constaté que l'hypnose n'était pas la seule méthode efficace pour accéder à l'inconscient de ses patients.

Cela l'a conduit à développer la méthode de la libre association, l'un des piliers fondamentaux de la psychanalyse. La libre association consiste à laisser les patients exprimer librement leurs pensées, souvenirs et émotions, sans censure ni contrôle. Cette technique s'est avérée bien plus efficace que l'hypnose pour explorer les profondeurs de l'inconscient, car elle permettait aux patients de se livrer à des réflexions spontanées et de dévoiler des aspects refoulés de leur psyché.

La découverte de l'hypnose et de la suggestion a joué un rôle fondamental dans le développement de la pensée de Freud sur la psychologie humaine. Cela a ouvert la voie à ses futures théories sur l'inconscient, la sexualité infantile et la psychanalyse. Bien qu'il ait évolué au-delà de l'hypnose pour développer des techniques plus diverses, sa découverte précoce de l'hypnose et de la suggestion a marqué le début d'une révolution dans la compréhension de la psyché humaine.

14 - Fondation de la Société Psychologique du Mercredi

La fondation de la "Société psychologique du mercredi" (Mittwochsgesellschaft en allemand) en 1902 a marqué un tournant essentiel dans la vie de Sigmund Freud et dans le développement de la psychanalyse. Cette société, créée par Freud lui-même, a joué un rôle fondamental dans l'établissement de Freud en tant que figure centrale de la psychologie et a fourni un forum précieux pour la discussion, la collaboration et l'évolution des idées psychanalytiques.

La Société psychologique du mercredi est née de la vision de Freud de réunir un groupe de collègues, d'amis et d'associés intellectuels pour discuter des développements récents en psychologie et de leurs propres travaux de recherche. Le nom de la société fait référence au fait qu'elle se réunissait traditionnellement le mercredi après-midi à Vienne. Les membres de cette société comprenaient certains des noms les plus éminents de l'époque, notamment Carl Jung, Alfred Adler, Wilhelm Stekel, Sandor Ferenczi, et d'autres figures de premier plan.

L'une des caractéristiques les plus marquantes de la Société était son atmosphère ouverte et collaborative. Les membres étaient encouragés à exprimer librement leurs idées, à discuter des théories émergentes et à critiquer les travaux les uns des autres. Cela a créé un environnement intellectuellement stimulant où les idées de Freud et de ses collègues ont été soumises à un examen minutieux, ce qui a contribué à affiner et à développer la théorie psychanalytique.

Le cas clinique était au cœur des discussions de la Société psychologique du mercredi. Les membres étaient invités à présenter leurs cas cliniques, offrant ainsi à Freud et aux autres membres l'opportunité d'examiner les expériences de leurs patients et d'explorer de nouvelles idées sur la psychopathologie. Ces discussions approfondies ont permis de développer une compréhension plus profonde des mécanismes psychologiques et des symptômes cliniques.

La Société a joué un rôle clé dans la diffusion des idées psychanalytiques en dehors de Vienne. Les membres de la Société venaient de divers horizons géographiques, ce qui a contribué à la diffusion des théories freudiennes dans d'autres parties de l'Europe et du monde. Cette diffusion a été un élément essentiel du rayonnement de la psychanalyse et de son influence croissante dans le domaine de la psychologie.

Cependant, malgré son rôle important dans le développement de la psychanalyse, la Société psychologique du mercredi n'était pas exempte de conflits et de désaccords. Des divergences d'opinion sont apparues au sein du groupe, notamment entre Freud et certains de ses proches collaborateurs, comme Carl Jung. Ces désaccords ont finalement conduit à des scissions et à la création de sociétés psychanalytiques distinctes.

La Société psychologique du mercredi a laissé une empreinte indélébile sur l'histoire de la psychanalyse. Elle a fourni un cadre vital pour la discussion, le développement et la diffusion des idées psychanalytiques. Cette société a été le lieu où certaines des théories les plus influentes de Freud ont été discutées et développées, contribuant ainsi de manière significative à l'évolution de la psychologie et de la psychanalyse au début du 20e siècle. Elle a également contribué à l'établissement de Freud en tant que figure majeure dans le domaine de la psychologie et à la reconnaissance croissante de la psychanalyse comme une discipline à part entière.

15 - La naissance de sa fille Anna Freud

La naissance de la fille de Sigmund Freud, Anna Freud, le 3 décembre 1895, est un événement d'une grande importance, à la fois dans la vie personnelle de Freud en tant que père et dans l'histoire de la psychanalyse. L'arrivée d'Anna a eu des répercussions significatives sur la vie de son père et sur le développement ultérieur de cette discipline révolutionnaire.

La petite Anna a été le sixième et dernier enfant de Sigmund Freud et de son épouse Martha. Sa naissance s'est déroulée à Vienne, en Autriche, où la famille Freud avait établi son domicile. À cette époque, Sigmund Freud était déjà bien connu en tant que neurologue et psychanalyste émergent. Il avait commencé à formuler sa théorie de la psychanalyse, une nouvelle approche de la compréhension de l'esprit humain et de la psychopathologie.

La naissance d'Anna a apporté un nouvel aspect familial à la vie de Freud, qui était déjà profondément engagé dans la poursuite de sa carrière et dans le développement de ses idées révolutionnaires. Il était réputé pour son travail novateur en psychologie, mais l'arrivée d'Anna a renforcé le sens de la famille et du foyer dans la vie de Freud.

Au fil des années, Anna Freud a développé un intérêt naturel pour la psychanalyse, en grande partie grâce à l'influence de son père. Elle a été élevée dans un environnement intellectuellement stimulant, où les discussions sur la psyché humaine et les rêves étaient monnaie courante. Les conversations autour de la table de la famille Freud étaient rarement banales, ce qui a inévitablement façonné la manière dont Anna percevait le monde.

Anna a poursuivi ses études en psychologie et a fini par devenir une psychanalyste renommée en son propre droit. Elle a joué un rôle clé dans le développement de la psychanalyse de l'enfant, explorant la manière dont les enfants perçoivent et interagissent avec le monde. Ses travaux sur les mécanismes de défense infantiles et sur le développement de l'ego chez les enfants ont contribué de manière significative à la psychanalyse et à notre compréhension de la psychologie infantile.

L'influence d'Anna Freud dans le domaine de la psychanalyse ne s'est pas limitée à son travail sur l'enfance. Elle a également créé la Hampstead Child Therapy Course and Clinic à Londres, une institution dédiée à la psychanalyse de l'enfant et à la formation des professionnels de la santé mentale. Cette institution a été fondamentale pour la diffusion des idées psychanalytiques et pour la formation de futurs psychanalystes.

La relation entre Sigmund Freud et sa fille Anna était complexe, comme cela est souvent le cas dans les familles. Anna a travaillé en étroite collaboration avec son père, contribuant à certaines de ses recherches et de ses publications. Elle a joué un rôle actif dans le développement de la psychanalyse en tant que discipline et a contribué à l'expansion de son influence.

La naissance d'Anna a eu un impact à la fois sur le plan personnel et professionnel. Sur le plan personnel, elle a enrichi la vie de famille de Freud, ajoutant une nouvelle dimension à son rôle de père. Sur le plan professionnel, l'intérêt d'Anna pour la psychanalyse a inévitablement influencé le travail de son père et a contribué au développement de la discipline.

La naissance d'Anna est donc un événement important à la fois dans la vie de Sigmund Freud en tant que père et dans le développement ultérieur de la psychanalyse en tant que discipline. Elle a marqué le début d'une nouvelle génération de psychanalystes, dont les contributions allaient influencer durablement le domaine de la psychologie et de la psychanalyse. La relation entre Sigmund et Anna Freud est un exemple puissant de l'influence intergénérationnelle dans le domaine de la psychologie.

16 - L'importance de l'enfance dans le développement psychologique

L'importance de l'enfance dans le développement psychologique est un domaine central de la théorie psychanalytique de Sigmund Freud. Freud, considéré comme le père de la psychanalyse, a profondément influencé notre compréhension du rôle de l'enfance dans la formation de la personnalité et des troubles psychologiques. Son exploration de l'inconscient, des stades de développement et de la sexualité infantile a jeté les bases de la psychanalyse et a ouvert de nouvelles perspectives sur la psychologie humaine.

Freud a élaboré une théorie du développement de la personnalité en plusieurs étapes, dont la plus célèbre est la théorie des stades de développement psychosexuel. Selon cette théorie, le développement de l'individu passe par plusieurs stades, de l'enfance à l'âge adulte, chacun caractérisé par un ensemble de défis psychologiques particuliers.

Le stade oral (de la naissance à environ 18 mois) : À ce stade, l'enfant explore le monde principalement par la bouche, ce qui est lié à la satisfaction des besoins primaires, tels que l'alimentation et le confort. L'expérience de l'allaitement et le sevrage sont cruciaux pour le développement de la confiance en soi.

Le stade anal (de 18 mois à 3 ans) : Pendant cette période, l'accent est mis sur le contrôle des sphincters et l'apprentissage de la propreté. La manière dont les parents gèrent la propreté de l'enfant peut influencer la formation de la personnalité, notamment en ce qui concerne l'ordre et le contrôle.

Le stade phallique (de 3 à 6 ans) : C'est à ce stade que Freud introduit le concept clé de complexe d'Œdipe, qui se réfère aux désirs sexuels de l'enfant pour le parent du sexe opposé et à la rivalité avec le parent du même sexe. La résolution de ce complexe est essentielle pour le développement ultérieur de la sexualité et de l'identité de l'enfant.

Le stade de latence (de 6 à 12 ans) : Durant cette période, les pulsions sexuelles sont refoulées, et l'enfant se concentre sur son développement intellectuel, social et moral. Les relations avec les pairs et les modèles parentaux continuent d'influencer le développement de la personnalité.

Le stade génital (à partir de l'adolescence) : C'est à ce stade que l'individu développe des relations intimes et sexuelles matures. La manière dont les conflits et les résolutions des stades précédents ont été gérés peut avoir un impact sur la capacité à établir des relations saines à l'âge adulte.

L'importance de l'enfance dans cette théorie réside dans l'idée que les expériences de l'enfance, en particulier au cours des premières années de vie, laissent des empreintes durables sur la personnalité de l'individu. Les conflits non résolus à ces stades peuvent entraîner des troubles psychologiques à l'âge adulte. Par exemple, des traumatismes ou des conflits non résolus pendant la petite enfance peuvent donner lieu à des névroses ou à des troubles de l'anxiété.

Outre les stades de développement, Freud a également souligné l'importance de l'inconscient et de la sexualité infantile. Il a avancé que des désirs et des émotions refoulés issus de l'enfance peuvent influencer le comportement et les symptômes psychologiques à l'âge adulte. L'exploration de ces aspects de l'enfance est devenue une partie essentielle de la psychanalyse et a contribué à notre compréhension de la manière dont les expériences de l'enfance façonnent la personnalité.

L'importance de l'enfance dans le développement psychologique réside dans le fait que les expériences de l'enfance, en particulier celles qui se produisent pendant les premières années de vie, ont un impact profond sur la formation de la personnalité et peuvent influencer la santé mentale à l'âge adulte. Les idées de Freud sur le développement de la personnalité et les stades de développement ont jeté les bases de la psychanalyse et ont influencé de manière durable la psychologie et la psychiatrie modernes.

17 - Publication de « Psychopathologie de la vie quotidienne »

La publication de "Psychopathologie de la vie quotidienne" en 1901 a marqué un moment significatif dans la carrière de Sigmund Freud et a apporté une contribution majeure à l'essor de la psychanalyse. Ce livre, traduit du titre original allemand "Psychopathologie des Alltagslebens," a mis en lumière les intrications complexes de l'esprit humain en se penchant sur des phénomènes de la vie quotidienne apparemment insignifiants, tels que les actes manqués, les oublis, les lapsus, et même les rêves. En analysant ces manifestations, Freud a révélé comment elles pouvaient fournir un accès aux profondeurs de l'inconscient.

L'ouvrage "Psychopathologie de la vie quotidienne" est structuré en une série d'essais, chacun traitant d'un aspect particulier de ces phénomènes de la vie quotidienne. Freud y examine comment des actes manqués tels que les oublis de noms, des erreurs de lecture, des lapsus linguistiques, et même des rêves, peuvent révéler des désirs et des conflits profondément enfouis dans l'inconscient. Par exemple, il avance que lorsque quelqu'un oublie le nom d'une personne, cela peut résulter d'un désir refoulé de ne pas penser à cette personne. De même, un lapsus peut trahir un souhait inconscient que l'on préférerait garder caché.

Ce livre met en évidence l'importance cruciale de l'inconscient dans la compréhension de la psychopathologie et de la psyché humaine en général. Freud affirme que ces actes manqués ne sont pas des coïncidences, mais plutôt le résultat de la lutte constante entre les forces conscientes et inconscientes de l'esprit. Il démontre que même les actes les plus simples de la vie quotidienne peuvent être des manifestations de la psyché humaine et fournissent un éclairage sur les conflits et les désirs refoulés.

La publication de "Psychopathologie de la vie quotidienne" a suscité un grand intérêt dans le monde de la psychologie et de la psychanalyse. Elle a contribué à la notoriété croissante de Freud en tant que psychanalyste et à la diffusion de ses idées révolutionnaires. Ce livre a également ouvert de nouvelles perspectives pour la psychanalyse en montrant que les phénomènes de la vie quotidienne sont de précieuses sources d'information pour comprendre la psyché humaine.

Au-delà de l'importance de ce livre pour la psychanalyse, il a également eu un impact significatif sur la compréhension de la psychologie en général. Il a souligné la pertinence de l'inconscient dans la vie de tous les jours et comment il peut influencer nos actes et nos choix. Les concepts et les idées présentés dans "Psychopathologie de la vie quotidienne" ont contribué à élargir le champ de la psychanalyse et ont influencé de manière durable la psychologie moderne.

La publication de "Psychopathologie de la vie quotidienne" a marqué un moment décisif dans la carrière de Sigmund Freud et a apporté une contribution majeure à la psychanalyse et à la psychologie. Ce livre a révélé comment des phénomènes apparemment banals de la vie quotidienne peuvent révéler des aspects profonds de l'inconscient, renforçant ainsi la réputation de Freud en tant que figure clé dans le domaine de la psychologie.

18 - Ses études sur l'hystérie

Les études de Sigmund Freud sur l'hystérie ont joué un rôle fondamental dans le développement de la psychanalyse, non seulement en élargissant notre compréhension de la psychopathologie, mais aussi en introduisant des concepts clés qui allaient façonner la théorie psychanalytique.

Freud a commencé ses travaux sur l'hystérie en étroite collaboration avec le médecin autrichien Josef Breuer. Ils ont examiné le cas de Bertha Pappenheim, une jeune femme qui souffrait de symptômes hystériques sévères. Leurs observations cliniques ont été la base de "Études sur l'hystérie," co-écrit par Freud et Breuer. L'une des contributions les plus significatives de cette collaboration a été la découverte de la méthode de la "parole libératrice" (ou "catharsis"). Cette technique consistait à encourager les patients à parler librement de leurs expériences, de leurs souvenirs et de leurs émotions, ce qui permettait de libérer des émotions refoulées et de soulager les symptômes.

Les études sur l'hystérie ont introduit la notion fondamentale de l'inconscient. Freud a avancé que les symptômes hystériques étaient souvent le résultat de conflits psychologiques refoulés dans l'inconscient. Ce concept a radicalement changé la manière dont la psychopathologie était comprise à l'époque. Il a suggéré que les troubles psychologiques ne pouvaient pas être réduits à des problèmes physiologiques, mais qu'ils étaient intrinsèquement liés aux processus mentaux inconscients.

Les études sur l'hystérie ont mis en lumière le rôle des expériences précoces, en particulier les traumatismes et les désirs refoulés de l'enfance, dans le développement de la psychopathologie. Freud a montré comment les symptômes hystériques pouvaient souvent être liés à des événements ou à des désirs refoulés de l'enfance. Cette idée a jeté les bases de la psychanalyse de l'enfance et a souligné l'importance des premières années de vie dans le développement de la personnalité.

Les concepts et les idées présentés dans "Études sur l'hystérie" ont influencé de manière durable le développement de la psychanalyse. Ils ont conduit à l'élaboration de la théorie psychanalytique de la névrose, des mécanismes de défense et de la dynamique de l'inconscient. La psychanalyse est devenue une discipline clinique et théorique majeure dans le domaine de la santé mentale, et les concepts de Freud sur l'inconscient et le rôle des expériences précoces ont continué à influencer la psychologie et la psychiatrie modernes.

Les études sur l'hystérie ont également contribué à une meilleure compréhension de la subjectivité humaine. En explorant les expériences intérieures des patients et en mettant en lumière les processus mentaux inconscients, Freud a élargi le champ de la psychologie en examinant non seulement le comportement observable, mais aussi les pensées, les émotions et les désirs cachés.

Les études de Freud sur l'hystérie ont eu un impact profond et durable sur le domaine de la psychologie. Elles ont ouvert la voie à la psychanalyse en introduisant des concepts fondamentaux tels que l'inconscient, les expériences précoces et la nature de la subjectivité humaine. Ces études ont marqué le début d'une nouvelle ère dans la compréhension de la psychopathologie et ont jeté les bases de la psychanalyse en tant que discipline influente dans le domaine de la santé mentale.

19 - La création de la « Méthode cathartique »

La création de la "Méthode cathartique" par Sigmund Freud a marqué un tournant majeur dans le développement de la psychanalyse, et cette méthode a eu un impact durable sur la compréhension de l'inconscient, du traitement des troubles mentaux et de la psychologie en général. Cette approche thérapeutique, développée au cours de ses études sur l'hystérie, a profondément influencé le champ de la psychologie en introduisant une nouvelle perspective sur la manière de comprendre et de traiter les troubles psychologiques.

La "Méthode cathartique" reposait sur une hypothèse centrale : l'idée que l'expression des émotions refoulées et des souvenirs traumatiques était essentielle pour soulager les symptômes psychologiques. Selon Freud, les symptômes hystériques étaient le résultat de conflits et de désirs refoulés dans l'inconscient, et ces conflits pouvaient être résolus en permettant aux patients de parler librement de leurs expériences et de leurs émotions.

La méthode cathartique a vu le jour grâce à la collaboration de Freud avec le médecin autrichien Josef Breuer sur le cas de Bertha Pappenheim, alias "Anna O." Les patients étaient encouragés à parler sans inhibition de leurs pensées, de leurs souvenirs et de leurs émotions, sans crainte de jugement ou de censure. Cette forme de thérapie visait à permettre aux patients de revivre leurs expériences traumatisantes, leurs désirs refoulés et leurs conflits psychologiques, en les confrontant et en les résolvant.

La notion de catharsis était intimement liée à cette méthode. Par exemple, des lapsus de la langue tels que prononcer "au revoir" au lieu de "bonjour" étaient interprétés comme des manifestations de désirs refoulés, comme le souhait inconscient de mettre fin à une conversation ou à une relation. De même, les rêves étaient explorés pour révéler comment les désirs inconscients se manifestaient dans le sommeil.

Cette méthode cathartique a également été appliquée à des symptômes physiques de l'hystérie, tels que des paralysies ou des cécités soudaines. Les patients étaient encouragés à exprimer leurs émotions refoulées et à libérer ces sentiments, ce qui était souvent accompagné de la manifestation de symptômes hystériques, comme des cris, des pleurs ou des tremblements. Cette expression des émotions avait un effet thérapeutique en libérant les sentiments refoulés.

La méthode cathartique a eu un impact considérable sur le développement de la psychanalyse. Elle a jeté les bases de la technique de la "cure par la parole," qui est devenue le fondement de la psychanalyse. La cure par la parole consiste à encourager les patients à parler librement de leurs pensées et de leurs émotions, ce qui permet d'explorer les conflits refoulés et de les résoudre. Cette approche a influencé la manière dont les troubles mentaux sont compris et traités, en mettant l'accent sur la nécessité de travailler avec le matériel inconscient des patients.

La méthode cathartique a également contribué à la compréhension de l'inconscient et à la reconnaissance de l'importance des expériences précoces et des traumatismes dans le développement de la psychopathologie. Elle a élargi le champ de la psychologie en examinant les processus mentaux inconscients et en soulignant le rôle des émotions refoulées dans la formation de symptômes psychologiques.

La création de la "Méthode cathartique" par Sigmund Freud a été un jalon essentiel dans le développement de la psychanalyse et a révolutionné la compréhension de l'inconscient et du traitement des troubles mentaux. Cette méthode a ouvert la voie à la cure par la parole et a influencé de manière durable la psychologie et la psychiatrie modernes, en mettant en lumière l'importance de l'expression des émotions refoulées pour la résolution des conflits psychologiques.

20 - L'influence de la théorie de la séduction sur la sexualité infantile

L'influence de la théorie de la séduction sur la sexualité infantile, développée par Sigmund Freud, a marqué un tournant majeur dans l'évolution de la psychanalyse et a profondément influencé la manière dont la sexualité infantile est comprise et abordée. Cette théorie a joué un rôle crucial dans la compréhension de la sexualité humaine, en particulier de la sexualité infantile, et a contribué de manière significative à la psychologie du développement.

Au début de sa carrière, Freud a été fortement influencé par les observations cliniques et les témoignages de patients qui semblaient avoir vécu des expériences sexuelles précoces ou des abus sexuels dans leur enfance. Ces premières observations ont conduit à l'élaboration de ce que l'on appelle la "théorie de la séduction." Selon cette théorie, de nombreux symptômes et troubles psychologiques des adultes étaient le résultat de traumatismes sexuels subis dans leur enfance. Freud croyait que ces expériences traumatisantes pouvaient laisser des séquelles psychologiques durables, contribuant ainsi à la formation de symptômes névrotiques.

La théorie de la séduction a souligné l'importance des expériences infantiles, en particulier des expériences sexuelles précoces, dans le développement ultérieur de la personnalité et des troubles mentaux. Elle a mis en évidence le fait que les traumatismes sexuels pouvaient avoir des conséquences profondes sur la psyché des individus. Cela a incité Freud à explorer plus en profondeur le rôle de la sexualité infantile dans le développement psychologique.

Cependant, avec le temps et après une réflexion plus approfondie, Freud a modifié sa position. Il a réalisé que la théorie de la séduction était trop restrictive et ne pouvait pas rendre compte de tous les cas cliniques. Il a évolué vers une vision plus complexe de la sexualité infantile en développant la notion de fantasmes et de désirs sexuels inconscients. Cette évolution de sa pensée a conduit à l'élaboration de la théorie de la sexualité infantile.

La théorie de la sexualité infantile postulait que les enfants avaient des désirs et des fantasmes sexuels, même à un jeune âge, et que ces éléments jouaient un rôle central dans leur développement psychosexuel. Freud a identifié plusieurs stades de développement sexuel infantile, notamment le stade oral, le stade anal et le stade phallique. Chacun de ces stades était caractérisé par des préoccupations et des conflits sexuels spécifiques.

Un concept clé de la théorie de la sexualité infantile était le complexe d'Œdipe, qui décrivait les désirs sexuels et les conflits qui se développaient entre l'enfant et ses parents. Selon Freud, les garçons éprouvaient un désir inconscient pour leur mère (le complexe d'Œdipe positif) et de l'hostilité envers leur père, tandis que les filles développaient un complexe d'Œdipe inverse, avec des désirs pour leur père et de la rivalité envers leur mère.

L'influence de cette théorie sur la sexualité infantile a été profonde. Elle a contribué à l'acceptation progressive de l'idée que les enfants ont une vie sexuelle, même si elle est différente de celle des adultes. La théorie de la sexualité infantile a également influencé la psychologie du développement en soulignant l'importance des premières années de vie dans la formation de la personnalité. Elle a changé la façon dont nous comprenons le développement psychosexuel des enfants et les expériences qui contribuent à la construction de leur identité sexuelle.

Cependant, il est important de noter que la théorie de la sexualité infantile de Freud a également suscité des débats et des controverses. Elle a été critiquée pour sa focalisation sur la sexualité comme élément central du développement infantile, et de nombreuses approches ultérieures en psychanalyse et en psychologie ont continué à explorer ces questions de manière plus nuancée. Les interprétations des désirs sexuels des enfants et la manière de les aborder cliniquement ont également évolué au fil du temps.

En résumé, l'influence de la théorie de la séduction sur la sexualité infantile développée par Freud a été profonde et a eu un impact durable sur la compréhension de la sexualité humaine et du développement psychologique. Bien que cette théorie ait évolué au fil du temps, elle a ouvert la voie à une exploration plus approfondie de la sexualité infantile et de son rôle dans la formation de la personnalité. Elle a changé la façon dont nous comprenons la sexualité des enfants et les expériences qui contribuent à leur développement psychosexuel.

21 - La division de l'appareil psychique en ça, moi et surmoi

La division de l'appareil psychique en ça, moi et surmoi est l'un des concepts les plus fondamentaux et influents développés par Sigmund Freud dans le cadre de la psychanalyse. Cette division, souvent désignée comme la "topique de l'appareil psychique," offre un modèle essentiel pour comprendre la structure de la psyché humaine et la dynamique de la vie mentale.

Le terme "Ça" est dérivé du mot allemand signifiant "ça" ou "ça, ceci." Le Ça est la première instance de l'appareil psychique, le plus primitif et le plus instinctif. Il est le siège des pulsions et des désirs les plus élémentaires. Le Ça opère selon le principe du plaisir, cherchant à satisfaire immédiatement ses besoins et ses désirs, sans se soucier des conséquences ou des réalités extérieures. C'est essentiellement le réservoir de l'énergie psychique, l'énergie de vie (libido), qui alimente nos pulsions.

Le Ça est régi par le "principe de plaisir", cherchant constamment à réduire la tension créée par les besoins et les désirs. Il ne tient pas compte de la morale, de la logique ou de la réalité. Les instincts et les pulsions, comme la faim, la soif, la sexualité, y trouvent leur origine. Lorsque le Ça est confronté à une frustration ou à une interdiction, il peut réagir par des comportements impulsifs et irrationnels.

Le "Moi" est la seconde instance de l'appareil psychique. Il émerge à partir du Ça, au cours du développement de l'enfant, lorsque la réalité du monde extérieur commence à se faire jour. Le Moi fonctionne selon le "principe de réalité", cherchant à répondre aux désirs du Ça tout en tenant compte des contraintes de la réalité. Il agit comme un médiateur entre le Ça et le monde extérieur.

Le Moi est responsable de la pensée rationnelle, de la prise de décision, de la planification et de la résolution de problèmes. Il est également chargé de gérer les conflits entre les impulsions du Ça et les exigences de la réalité. Le Moi doit trouver des moyens de satisfaire les besoins du Ça d'une manière socialement acceptable. Il utilise des mécanismes de défense pour faire face à l'anxiété ou aux conflits psychologiques, tels que la répression, la sublimation ou le déplacement.

La troisième instance de l'appareil psychique est le "Surmoi." Il représente la dimension morale et éthique de la personnalité. Le Surmoi se développe à partir des enseignements et des valeurs inculqués par les figures d'autorité de l'enfance, tels que les parents et la société. Il incarne la conscience, la morale et les idéaux de l'individu.

Le Surmoi impose des normes et des interdits moraux, et il joue un rôle essentiel dans la régulation du comportement. Il surveille et juge les actions du Moi en fonction des normes morales intériorisées. Lorsque le Surmoi est satisfait, l'individu se sent généralement bien, mais lorsque des normes morales sont transgressées, il peut générer de la culpabilité et de l'anxiété.

La dynamique entre ces trois instances de l'appareil psychique est complexe. Le Moi agit comme un médiateur entre les impulsions du Ça et les exigences morales du Surmoi, cherchant à équilibrer ces forces contradictoires. Le Moi doit trouver des compromis et des solutions qui permettent de satisfaire les besoins du Ça sans enfreindre les normes du Surmoi ni entrer en conflit avec la réalité.

Les mécanismes de défense, tels que la répression, la projection ou la sublimation, sont activés par le Moi pour gérer ces tensions internes. La répression, par exemple, consiste à refouler des désirs inacceptables dans l'inconscient, où ils ne sont pas conscients. La projection, quant à elle, consiste à attribuer à autrui des désirs ou des impulsions refoulées. La sublimation permet de canaliser l'énergie du Ça vers des activités socialement acceptables et constructives.

L'influence du Ça, du Moi et du Surmoi sur la personnalité, le comportement et la vie mentale est profonde. Le déséquilibre entre ces instances peut entraîner des troubles psychologiques. Par exemple, un Moi trop faible par rapport au Ça peut conduire à des impulsions incontrôlables, tandis qu'un Surmoi excessivement sévère peut provoquer une culpabilité excessive.

La division de l'appareil psychique en Ça, Moi et Surmoi est un concept fondamental de la psychanalyse de Freud. Cette théorie offre un modèle pour comprendre comment les désirs et les besoins du Ça interagissent avec les contraintes de la réalité et les normes morales du Surmoi, avec le Moi agissant comme médiateur. Cette dynamique complexe influence profondément la personnalité, le comportement et les processus mentaux de l'individu, et continue d'être un sujet d'étude et de discussion en psychologie.

22 - La métaphore de l'iceberg pour décrire l'inconscient

La métaphore de l'iceberg pour décrire l'inconscient est l'une des analogies les plus célèbres et des concepts les plus fondamentaux de la psychanalyse développée par Sigmund Freud. Cette métaphore offre une représentation visuelle puissante de la psyché humaine et de la manière dont les processus mentaux se déroulent à différents niveaux de conscience.

Dans la métaphore de l'iceberg, l'esprit est comparé à un iceberg flottant dans l'eau. La partie visible de l'iceberg qui émerge de l'eau est considérée comme la conscience, tandis que la grande partie immergée représente l'inconscient. Cette analogie illustre l'idée que la majeure partie de notre vie mentale est cachée sous la surface de la conscience, inaccessible à notre perception directe.

La partie visible de l'iceberg représente la conscience, c'est-à-dire tout ce dont nous avons actuellement conscience à un moment donné. Il s'agit de nos pensées, nos émotions, nos souvenirs immédiats, nos perceptions sensorielles et nos réflexions conscientes. La conscience est le domaine de la pensée rationnelle et de la réflexion. C'est là que nous prenons des décisions, faisons des choix et traitons l'information de manière délibérée.

La partie immergée de l'iceberg représente l'inconscient, qui englobe tous les processus mentaux qui ne sont pas actuellement conscients. Cela inclut les souvenirs refoulés, les désirs inexprimés, les émotions refoulées, les impulsions inavouées et les pensées inaccessibles à la conscience immédiate. L'inconscient est le réservoir de l'expérience passée, des instincts, des pulsions et des matériaux psychiques qui ont été rejetés hors de la conscience.

Selon Freud, l'inconscient est le siège des conflits, des désirs refoulés et des mécanismes de défense qui protègent l'individu de l'anxiété et du stress. De plus, l'inconscient est le domaine des rêves, des lapsus et des actes manqués, où les désirs refoulés peuvent émerger de manière déguisée. L'inconscient joue un rôle clé dans la formation de la personnalité et de la psychopathologie.

La métaphore de l'iceberg met en lumière l'idée que l'inconscient exerce une influence considérable sur nos pensées, nos émotions et nos comportements, même si nous n'en sommes pas conscients. Les conflits non résolus et les désirs refoulés peuvent resurgir de l'inconscient et influencer nos choix et nos réactions, parfois de manière inattendue. Cette idée a révolutionné la compréhension de la psyché humaine et a eu un impact durable sur la psychanalyse et la psychologie en général.

Il est important de noter que la métaphore de l'iceberg ne suggère pas que l'inconscient est inaccessible ou hors de contrôle. Au contraire, la psychanalyse, basée sur cette métaphore, vise à rendre conscientes les influences de l'inconscient pour permettre l'exploration et la résolution des conflits refoulés. En comprenant les motivations profondes et les désirs inconscients, un individu peut travailler sur sa croissance personnelle, sa prise de conscience et sa résolution de problèmes.

La métaphore de l'iceberg pour décrire l'inconscient est une représentation puissante des processus mentaux humains. Elle illustre comment la majeure partie de notre vie mentale est cachée sous la surface de la conscience, influençant nos pensées, nos émotions et nos comportements de manière significative. Cette métaphore continue de servir de fondement à la psychanalyse et à notre compréhension de la psyché humaine.

23 - La notion de « résistance » dans l'analyse

La notion de "résistance" dans l'analyse psychanalytique est un concept fondamental développé par Sigmund Freud. Elle joue un rôle central dans la compréhension de la psyché humaine, des mécanismes de défense et du processus thérapeutique. La résistance se manifeste lorsque les patients rencontrent des obstacles lorsqu'ils tentent d'explorer leur propre inconscient au cours d'une analyse. Comprendre cette résistance est essentiel pour les psychanalystes, car elle permet de dévoiler des conflits refoulés et des matériaux inconscients qui peuvent être à la base des symptômes et des troubles psychologiques.

Pour mieux saisir la notion de résistance, il est important de reconnaître que la psychanalyse est un processus complexe qui implique l'exploration des couches profondes de l'inconscient d'un individu. Les patients sont encouragés à parler librement de leurs pensées, de leurs émotions, de leurs souvenirs et de leurs rêves. Cependant, ce processus peut être entravé par des mécanismes psychologiques de défense qui cherchent à maintenir des matériaux inconscients hors de la conscience.

La résistance revêt de nombreuses formes, mais elle partage toutes une caractéristique commune : elle agit comme un obstacle à la prise de conscience. Voici quelques-unes des formes les plus courantes de résistance en psychanalyse :

Résistance de la répétition : Cette forme de résistance se manifeste lorsque les patients répètent des schémas de comportement problématiques ou revivent des conflits inconscients au lieu de les explorer et de les comprendre. Cela peut prendre la forme de comportements d'auto-sabotage ou de schémas relationnels répétitifs. Les patients semblent souvent être piégés dans des comportements qu'ils reconnaissent comme non souhaités, mais ils semblent incapables de les changer.

Résistance à la révélation : Les patients peuvent hésiter à partager certains souvenirs, pensées ou émotions, de peur de les rendre conscients ou de les explorer. Cette forme de résistance peut découler de la honte, de la culpabilité ou de la peur des répercussions potentielles. Les patients peuvent éprouver de la gêne à l'idée de révéler des désirs, des fantasmes ou des expériences qu'ils considèrent comme socialement inacceptables.

Résistance à la transparence : Certains patients peuvent être réticents à être honnêtes et transparents avec leur psychanalyste. Ils peuvent masquer ou minimiser leurs symptômes ou leurs pensées, ce qui complique le travail analytique. Cette forme de résistance peut résulter de la peur du jugement ou de la peur d'être vulnérable.

Résistance à l'interprétation : Les patients peuvent rejeter ou minimiser les interprétations du psychanalyste, résistant ainsi à l'exploration de leur propre inconscient. Ils peuvent nier les associations d'idées faites par l'analyste ou contester les explications proposées. Cette résistance peut refléter des défenses spécifiques, telles que la négation ou la projection.

Résistance au transfert : Le transfert se produit lorsque les patients projettent leurs sentiments, leurs désirs ou leurs conflits non résolus sur l'analyste plutôt que de les explorer en eux-mêmes. Cette forme de résistance peut se manifester par des sentiments d'amour, de haine, de dépendance ou de méfiance envers l'analyste. Les patients peuvent parfois avoir du mal à faire la distinction entre leur relation avec l'analyste et leurs relations passées avec des figures d'autorité.

La résistance ne doit pas être perçue comme un obstacle insurmontable, mais plutôt comme une opportunité d'exploration et de compréhension plus profondes. En psychanalyse, l'analyste et le patient travaillent ensemble pour identifier, explorer et surmonter ces résistances. L'objectif est de permettre au patient de prendre conscience des mécanismes de défense qui entravent la prise de conscience et de les remettre en question.

La relation entre l'analyste et le patient joue un rôle central dans le processus de résolution des résistances. Un environnement analytique sûr et bienveillant est essentiel pour que le patient se sente à l'aise de révéler des pensées et des émotions profondes. La confiance entre le patient et l'analyste est cruciale pour explorer les aspects les plus intimes de la psyché du patient.

La compréhension de la résistance dans l'analyse psychanalytique permet d'approfondir l'exploration de l'inconscient du patient, d'identifier les causes sous-jacentes des symptômes et des troubles, et de favoriser la croissance personnelle et la résolution de problèmes. C'est un élément fondamental de la démarche psychanalytique qui continue d'influencer la psychothérapie moderne et la compréhension de la psyché humaine.

24 - L'explication des lapsus linguistiques

Les lapsus linguistiques, dans le cadre de la psychanalyse freudienne, sont des manifestations intéressantes et significatives de l'inconscient humain. Ces erreurs de langage involontaires et souvent humoristiques sont bien plus que de simples actes manqués. Ils sont des fenêtres par lesquelles les désirs refoulés, les conflits internes et les émotions non reconnues peuvent s'exprimer. La compréhension de ces lapsus est un élément essentiel de la psychanalyse, offrant un éclairage sur la complexité de la psyché humaine.

Sigmund Freud, le fondateur de la psychanalyse, a examiné en profondeur les lapsus linguistiques dans le contexte de la théorie psychanalytique. Il a démontré que ces erreurs, telles que les lapsus révélateurs, les lapsus de répétition, les lapsus de substitution et les lapsus de parapraxie, ne sont pas des coïncidences ou des accidents, mais des expressions de désirs inconscients ou de conflits internes. En interprétant ces lapsus, les psychanalystes peuvent aider les individus à explorer les aspects profonds de leur psyché qui échappent généralement à la conscience.

Les lapsus révélateurs sont peut-être les plus intrigants. Ils surviennent lorsque des pensées ou des émotions refoulées se glissent dans le discours conscient. Par exemple, quelqu'un peut dire "Je t'aime" à son patron au lieu de "Je vous remercie." Ce lapsus révèle un désir inconscient d'attirance envers le patron, désir normalement réprimé dans le contexte professionnel. Les lapsus révélateurs mettent en lumière les désirs refoulés, les fantasmes, et les sentiments amoureux ou hostiles qui sont dissimulés sous une façade sociale.

Les lapsus de répétition, quant à eux, consistent en la répétition involontaire de mots ou de phrases. Par exemple, un individu peut répéter fréquemment le nom d'une personne avec laquelle il a des conflits non résolus. Cette répétition peut indiquer un désir refoulé de résoudre ces conflits ou de rétablir une connexion émotionnelle. Les lapsus de répétition révèlent les préoccupations inconscientes et les motifs récurrents qui sous-tendent le comportement humain.

Les lapsus de substitution se manifestent lorsque l'on utilise un mot qui est lié de manière inconsciente à un autre. Par exemple, dire "Je vais prendre un bain" au lieu de "Je vais prendre une décision" peut indiquer une préoccupation inconsciente à propos de la relaxation plutôt que de prendre une décision importante. Ces lapsus révèlent souvent des associations personnelles profondément ancrées dans l'inconscient.

Les lapsus de parapraxie incluent une gamme d'erreurs plus générales, telles que les oublis, les erreurs de saisie, et les actes manqués qui ne sont pas nécessairement liés au langage. Par exemple, oublier un rendez-vous important peut refléter un désir inconscient d'éviter la situation ou de fuir une responsabilité que l'on ressent comme oppressante.

L'analyse des lapsus s'inscrit dans le cadre plus large de la psychanalyse, qui vise à explorer les conflits internes et les désirs refoulés. En révélant ces aspects de la psyché du patient, l'analyste peut aider à la résolution des conflits, à la compréhension des symptômes et à la croissance personnelle. Les lapsus offrent une fenêtre sur l'inconscient et permettent de mieux comprendre les dynamiques internes d'un individu.

Cependant, il est important de noter que la psychanalyse n'est qu'une approche parmi de nombreuses en psychologie, et que l'interprétation des lapsus n'est pas une science exacte. Elle repose sur l'expérience et l'expertise du psychanalyste, et différentes interprétations peuvent être possibles pour un même lapsus. De plus, certaines critiques soutiennent que l'interprétation des lapsus est subjective et non empirique, et qu'elle dépend fortement de l'analyste. Néanmoins, la psychanalyse continue d'influencer la psychologie et la compréhension de la psyché humaine.

25 - L'importance de l'interprétation des rêves dans la psychanalyse

L'interprétation des rêves dans la psychanalyse est un élément fondamental de la théorie et de la pratique freudiennes. Sigmund Freud, le père de la psychanalyse, a accordé une importance considérable aux rêves en tant que fenêtre sur l'inconscient humain. Pour Freud, les rêves étaient une voie royale vers la compréhension des désirs refoulés, des conflits internes et des souvenirs enfouis. Le concept d'interprétation des rêves est devenu l'un des piliers de la psychanalyse, et il est essentiel de comprendre pourquoi il était si crucial dans la perspective freudienne.

Pour Freud, l'inconscient était le réservoir de désirs et de pensées refoulés, de souvenirs traumatiques et de conflits internes. Ces éléments refoulés pouvaient être inaccessibles à la conscience, mais ils continuaient à exercer une influence sur le comportement et les émotions. Les rêves, selon Freud, étaient un moyen par lequel l'inconscient pouvait s'exprimer.

Freud a expliqué que les rêves étaient le produit de deux mécanismes principaux : le contenu manifeste et le contenu latent. Le contenu manifeste est ce que nous nous souvenons de notre rêve lorsque nous nous réveillons. Cependant, ce contenu manifeste est généralement une façade, un déguisement, pour les véritables désirs et pensées inconscients du rêve, c'est-à-dire le contenu latent.

Pour Freud, l'interprétation des rêves consistait à explorer le contenu latent du rêve, à découvrir ce que l'inconscient essayait de communiquer. Cela impliquait de déchiffrer les symboles et les métaphores présents dans le contenu manifeste afin d'atteindre le sens caché du rêve. Par exemple, un rêve de vol pourrait être interprété comme le désir de s'échapper d'une situation difficile ou de gagner un sentiment de liberté.

Les rêves, pour Freud, étaient des réalisations des désirs, même les désirs que nous ne reconnaissons pas consciemment. L'interprétation des rêves pouvait révéler des désirs refoulés, des fantasmes et des émotions qui étaient dissimulés sous la surface de la conscience. Les rêves servaient de soupape de sécurité pour permettre à ces désirs de s'exprimer sans inhibition.

La sexualité occupait une place centrale dans la théorie freudienne, et les rêves étaient un moyen par lequel les désirs sexuels pouvaient être explorés. Pour Freud, les rêves étaient souvent des expressions de désirs sexuels refoulés, de complexes et de conflits liés à la sexualité. L'interprétation des rêves permettait de décrypter ces éléments.

Un autre aspect crucial de l'interprétation des rêves était la réduction de l'anxiété. Selon Freud, les rêves servaient à décharger l'énergie psychique et à réduire l'anxiété en permettant l'expression des désirs refoulés. Comprendre ces désirs et les conflits qu'ils suscitaient pouvait apaiser l'anxiété du rêveur.

Les rêves pouvaient également éclairer les symptômes psychologiques. En interprétant les rêves, les psychanalystes pouvaient aider les patients à comprendre pourquoi ils ressentaient certaines émotions, pensées ou comportements. Cela pouvait faciliter le processus de guérison en explorant les racines profondes des problèmes.

L'interprétation des rêves était souvent un élément clé de la relation entre le patient et le psychanalyste. En partageant des rêves et en travaillant ensemble pour les interpréter, le patient pouvait se sentir en confiance et soutenu dans le processus de thérapie. Cela favorisait l'ouverture et la communication entre les deux parties.

Bien que l'interprétation des rêves ait été un élément central de la psychanalyse freudienne, il est important de noter que cette approche a été critiquée à plusieurs égards. Les critiques ont remis en question l'objectivité de l'interprétation des rêves, soulignant qu'elle reposait souvent sur des jugements subjectifs de la part du psychanalyste. De plus, la psychanalyse, y compris l'interprétation des rêves, n'est pas largement acceptée dans la psychologie contemporaine en raison de son manque de preuves empiriques solides.

Cependant, la psychanalyse a eu une influence durable sur la psychologie et la compréhension de la psyché humaine. Même si l'interprétation des rêves n'est plus aussi largement pratiquée qu'elle ne l'était à l'époque de Freud, elle a contribué à ouvrir la voie à des explorations plus profondes du développement humain, de la psychopathologie et de l'inconscient.

26 - La controverse sur la bisexualité psychique

La controverse sur la bisexualité psychique est un sujet complexe et controversé dans le domaine de la psychanalyse, et il est important de noter que cette notion n'est pas largement acceptée dans la psychologie contemporaine. La bisexualité psychique, telle que conceptualisée par Sigmund Freud, se réfère à la capacité de l'inconscient à éprouver de l'excitation sexuelle en réponse à une variété de stimuli, plutôt que d'être strictement orienté vers un objet ou un genre sexuel. Cette idée a été avancée par Freud dans le cadre de sa théorie de la sexualité.

Pour comprendre la controverse autour de la bisexualité psychique, examinons quelques-unes de ses principales caractéristiques et les débats qui ont émergé à ce sujet.

Freud a suggéré que l'orientation sexuelle n'était pas fixe, mais plutôt fluide. Selon lui, l'inconscient est capable d'éprouver de l'excitation sexuelle envers une variété d'objets, qu'ils soient de sexe opposé ou du même sexe. Cette idée a été considérée comme révolutionnaire à l'époque, car elle remettait en question les normes sociales et les conceptions traditionnelles de l'orientation sexuelle.

Freud a avancé l'idée que la bisexualité psychique était un vestige du développement évolutif de l'individu. Il a suggéré que les êtres humains naissent avec une disposition bisexuelle, mais que des facteurs sociaux et culturels influencent le développement de l'orientation sexuelle.

La bisexualité psychique a été interprétée par certains comme une affirmation de la fluidité de l'orientation sexuelle. Selon cette perspective, l'orientation sexuelle n'est pas déterminée de manière rigide, mais peut évoluer au fil du temps en réponse à divers facteurs, y compris l'influence de l'inconscient.

Cependant, il est important de noter que la bisexualité psychique a suscité de vives critiques et controverses au fil des ans, notamment pour différentes raisons.

La bisexualité psychique de Freud repose sur des concepts théoriques et des idées spéculatives, sans preuves empiriques solides pour la soutenir. En psychologie contemporaine, l'orientation sexuelle est généralement considérée comme le résultat d'une combinaison complexe de facteurs génétiques, hormonaux, développementaux et environnementaux.

Les théories de Freud sur la bisexualité psychique ont été élaborées au début du 20e siècle, à une époque où les connaissances sur l'orientation sexuelle étaient limitées. Depuis lors, la compréhension de l'orientation sexuelle a considérablement évolué, et des recherches approfondies ont été menées pour mieux comprendre ce domaine.

Les critiques ont également soutenu que la bisexualité psychique peut être interprétée comme une tentative de Freud de réconcilier sa théorie avec les normes sociales de son époque. Dans un contexte où l'homosexualité était largement stigmatisée, l'idée de la bisexualité psychique aurait pu être une tentative de Freud de rendre son modèle plus acceptable.

La controverse sur la bisexualité psychique est un exemple de la manière dont les idées de Freud ont été influentes dans le domaine de la psychologie, tout en étant soumises à des critiques et des débats continuels. La compréhension de l'orientation sexuelle et son développement ont évolué au fil des décennies, avec des modèles plus contemporains qui mettent l'accent sur la complexité et la diversité de l'orientation sexuelle, ainsi que sur l'importance de l'acceptation sociale et de l'égalité des droits pour tous les individus, quelle que soit leur orientation.

27 - La publication de « Trois essais sur la théorie de la sexualité »

La publication de "Trois essais sur la théorie de la sexualité" en 1905 par Sigmund Freud a marqué un tournant majeur dans le développement de la psychanalyse et dans la compréhension de la sexualité humaine. Cet ouvrage, composé de trois essais distincts, a jeté les bases pour de nombreuses idées clés de la psychanalyse et a suscité des débats et des controverses qui perdurent encore aujourd'hui.

Le premier essai, intitulé "L'Aberration Sexuelle," se penche sur les différentes formes d'aberrations sexuelles, notamment l'homosexualité, la bisexualité et d'autres comportements sexuels considérés comme non conformes aux normes sociales de l'époque. Freud soutient que ces aberrations sexuelles ont des origines psychologiques et que leur compréhension est essentielle pour une vision complète de la sexualité humaine.

Le deuxième essai, "L'Infantile Sexualité," explore l'idée que la sexualité infantile est une composante normale et universelle du développement humain. Freud affirme que la sexualité infantile consiste en des activités telles que la masturbation et que ces comportements évoluent avec l'âge pour devenir des comportements sexuels adultes.

Le troisième essai, "La Transformation de la Puberté," examine la manière dont la sexualité se transforme au cours de la puberté et comment les désirs et les fantasmes sexuels deviennent progressivement orientés vers des objets externes, souvent en relation avec des partenaires amoureux.

La publication de "Trois essais sur la théorie de la sexualité" a eu un impact significatif dans plusieurs domaines. Tout d'abord, l'idée de Freud que la sexualité infantile est une composante normale du développement a contribué à changer la perception de la sexualité chez les enfants. Cette notion a également alimenté des débats sur les normes sociales et la manière dont la société traite les questions de sexualité infantile.

De plus, les réflexions de Freud sur les aberrations sexuelles ont soulevé des questions fondamentales sur la diversité de l'orientation sexuelle et ont contribué à l'évolution des attitudes sociales envers l'homosexualité et d'autres comportements sexuels non conventionnels. Enfin, les idées de Freud sur la manière dont la sexualité évolue au cours de la puberté ont influencé la compréhension du développement sexuel humain, tout en influençant la psychologie du développement.

Malgré son impact, "Trois essais sur la théorie de la sexualité" a également fait l'objet de critiques et de controverses. Certains ont remis en question les preuves empiriques pour étayer les théories de Freud, tandis que d'autres ont critiqué son manque de considération pour les dimensions culturelles et sociales de la sexualité.

La publication de "Trois essais sur la théorie de la sexualité" a ouvert la voie à des discussions approfondies sur la sexualité humaine et a contribué à élargir notre compréhension de ce domaine complexe. Bien que les théories de Freud aient évolué et que d'autres perspectives sur la sexualité aient émergé depuis, cet ouvrage demeure une pièce majeure dans l'histoire de la psychanalyse et de la psychologie de la sexualité.

28 - Le concept de « fixation » dans le développement psychosexuel

Le concept de "fixation" dans le développement psychosexuel est une notion fondamentale de la théorie psychanalytique de Sigmund Freud. Il se réfère à une situation où un individu reste attaché ou "fixé" à un stade de développement spécifique de la sexualité infantile, ce qui peut entraîner des conséquences sur la personnalité et le comportement tout au long de la vie. La fixation est étroitement liée à la manière dont Freud conceptualisait le développement psychosexuel en plusieurs étapes. Voici un aperçu plus détaillé de ce concept et de son importance dans la psychanalyse.

Selon Freud, le développement psychosexuel se déroule en plusieurs stades, chacun caractérisé par un focus sur une zone érogène particulière du corps. Les stades incluent la phase orale (0-18 mois), la phase anale (18 mois-3 ans), la phase phallique (3-6 ans), la phase de latence (6-12 ans) et la phase génitale (à partir de l'adolescence).

La fixation se produit lorsqu'un individu ne réussit pas à résoudre les conflits et les désirs propres à un stade de développement, ce qui le maintient psychologiquement attaché à ce stade. Par exemple, un enfant qui a vécu des expériences orales traumatisantes ou excessivement satisfaisantes durant la phase orale peut devenir fixé à cette étape. Cela peut se manifester par des comportements tels que la dépendance excessive ou, à l'opposé, une attitude d'isolement.

La fixation peut avoir des conséquences significatives sur la personnalité et le comportement ultérieurs. Elle peut influencer les choix amoureux, les habitudes de communication, les comportements sociaux et même les préférences professionnelles. Par exemple, une fixation orale peut se traduire par un besoin constant de réconfort, d'attention ou de satisfaction, tandis qu'une fixation anale peut être liée à des traits de personnalité obsessionnels ou à une préoccupation excessive pour l'ordre et la propreté.

La psychanalyse freudienne implique la résolution des fixations. À travers un processus de parole et d'exploration des souvenirs et des émotions refoulés, le patient peut travailler avec un analyste pour comprendre et surmonter les fixations. L'objectif est de permettre au patient de progresser vers une personnalité plus mature et équilibrée.

La notion de fixation a été critiquée pour son manque de base empirique solide, car elle repose principalement sur des observations cliniques. De plus, certains psychologues ont remis en question la validité des stades de développement psychosexuel de Freud, soulignant qu'ils peuvent ne pas être universels ni s'appliquer de la même manière à tous les individus.

Le concept de "fixation" dans le développement psychosexuel est une idée fondamentale dans la psychanalyse freudienne, bien qu'elle ait été critiquée et remise en question au fil du temps. La fixation est vue comme un mécanisme psychologique qui peut influencer la personnalité et le comportement tout au long de la vie, mais son rôle précis et son importance continuent de faire l'objet de débats et de recherches dans le domaine de la psychologie.

29 - L'invention du divan dans le cadre de l'analyse

L'invention du divan dans le cadre de l'analyse psychanalytique est une innovation emblématique de la pratique de la psychanalyse, créée par Sigmund Freud. Le divan est devenu un symbole même de la psychanalyse, bien qu'il soit souvent associé à des images stéréotypées de la thérapie. Cette méthode a été révolutionnaire à l'époque de Freud et continue de jouer un rôle important dans le domaine de la psychanalyse et de la psychologie clinique.

L'idée d'utiliser un divan lors des séances d'analyse psychanalytique est souvent attribuée à Sigmund Freud lui-même. À l'époque où Freud a développé la psychanalyse, au tournant du XXe siècle, l'approche traditionnelle de la psychothérapie impliquait souvent que le patient s'allonge sur un canapé ou un divan pendant les séances. L'idée derrière cette disposition était de permettre au patient de se détendre et de parler librement, tout en évitant le contact visuel direct avec le thérapeute, ce qui pouvait aider à libérer la parole et à explorer les pensées et les émotions plus profondes.

L'utilisation du divan dans le cadre de l'analyse psychanalytique avait plusieurs objectifs. Premièrement, elle visait à créer un espace où le patient se sentirait à l'aise pour parler librement de ses pensées, de ses souvenirs et de ses émotions, sans craindre le jugement du thérapeute. En s'allongeant sur le divan, le patient était encouragé à se concentrer sur son monde intérieur et à exprimer ses pensées de manière plus fluide.

Le divan a également été utilisé pour favoriser la technique de la libre association, l'une des bases de la psychanalyse. La libre association consiste à encourager le patient à exprimer tout ce qui lui vient à l'esprit, sans censure ni jugement. L'objectif est de révéler les pensées et les émotions refoulées qui peuvent être à la source des symptômes ou des conflits psychologiques.

L'un des aspects clés de l'utilisation du divan était d'éviter les distractions visuelles pour le patient. En se couchant, le patient ne voyait pas le thérapeute, ce qui permettait de réduire la tendance à s'inhiber ou à censurer la parole en fonction des réactions du thérapeute. Cette absence de contact visuel pouvait également aider à réduire l'anxiété du patient et à le mettre plus à l'aise pour explorer des sujets potentiellement gênants ou intimes.

Au fil du temps, le divan est devenu un symbole emblématique de la psychanalyse. Il est souvent associé à des images stéréotypées de la thérapie psychanalytique dans la culture populaire, que ce soit dans les films, les séries télévisées ou les caricatures. Il est également devenu un élément reconnaissable des cabinets de psychanalystes. Le simple fait de voir un divan peut évoquer l'idée de l'exploration des profondeurs de l'inconscient et de la parole libre.

Bien que l'utilisation du divan soit restée un élément essentiel de la psychanalyse classique, il est important de noter que de nombreux thérapeutes et approches thérapeutiques ont évolué au fil du temps. De nos jours, de nombreuses séances d'analyse psychanalytique se déroulent également avec le patient assis en face du thérapeute, encourageant un dialogue plus direct.

L'invention du divan dans le cadre de l'analyse a eu un impact considérable sur la manière dont les patients abordent la thérapie. Elle a favorisé une forme de thérapie plus introspective, où l'expression des pensées profondes et des émotions refoulées était encouragée. Cette méthode a également contribué à l'évolution de la psychanalyse et de la psychologie clinique en général, en mettant l'accent sur la parole comme moyen d'exploration de l'inconscient.

L'invention du divan dans le cadre de l'analyse psychanalytique est une innovation emblématique de la psychanalyse de Freud. Elle a été conçue pour favoriser la libre expression du patient et pour explorer les pensées et les émotions profondes. Bien que de nombreuses approches thérapeutiques aient évolué depuis, le divan reste un symbole important de la psychanalyse et de la quête de compréhension de l'inconscient humain.

30 - La relation entre les rêves et les désirs refoulés

La relation entre les rêves et les désirs refoulés est un concept fondamental dans la psychanalyse, développé par Sigmund Freud. Selon Freud, les rêves sont la "voie royale vers l'inconscient" et ils servent de fenêtre permettant d'explorer les désirs et les émotions refoulés qui résident dans l'inconscient. Cette idée a grandement influencé la compréhension des rêves, de la psychanalyse et de la manière dont les processus mentaux inconscients sont révélés dans les productions oniriques. Voici une analyse approfondie de la relation entre les rêves et les désirs refoulés.

Selon Freud, l'inconscient est le réservoir de pensées, d'émotions et de désirs refoulés, c'est-à-dire des éléments que nous ne sommes pas conscients dans notre état de veille. Les rêves sont perçus comme une fenêtre permettant d'accéder à ces contenus inconscients. Lorsque nous rêvons, les barrières et les mécanismes de défense qui censurent nos désirs refoulés sont relâchés, permettant ainsi à ces pensées refoulées de surgir dans nos rêves.

Dans la théorie freudienne des rêves, Freud distingue entre le contenu manifeste et le contenu latent. Le contenu manifeste est la narration du rêve telle qu'elle est rapportée par le rêveur, tandis que le contenu latent représente les véritables désirs et émotions refoulés qui se cachent derrière le contenu manifeste. Les rêves sont donc une forme de compromis entre la nécessité de satisfaire ces désirs et la nécessité de les maintenir refoulés.

Selon Freud, les rêves ont une fonction psychique spécifique. Ils permettent de décharger la pression psychique résultant de la répression des désirs refoulés. En d'autres termes, les rêves permettent de libérer temporairement les émotions et les désirs refoulés, offrant ainsi un soulagement momentané.

Freud a également souligné l'importance de la symbolique dans les rêves. Les désirs refoulés sont souvent exprimés de manière symbolique, ce qui signifie que le sens du rêve peut être caché derrière des images ou des scénarios apparemment énigmatiques. L'interprétation des rêves implique donc de décoder ces symboles pour révéler le sens caché du rêve.

Les mécanismes de défense qui opèrent dans la psyché d'un individu sont également présents dans les rêves. Par exemple, le déplacement est un mécanisme couramment observé dans les rêves, où un désir refoulé est déplacé d'un objet ou d'une situation à un autre. L'identification de ces mécanismes dans les rêves peut aider à comprendre comment les désirs refoulés sont traités et exprimés.

Dans le cadre de la psychanalyse, l'interprétation des rêves est une composante essentielle de la thérapie. Le patient est encouragé à explorer ses rêves pour découvrir les désirs et les émotions refoulés qui peuvent contribuer à ses troubles psychologiques. L'interprétation des rêves permet au patient de prendre conscience de ces contenus inconscients et de les intégrer dans sa compréhension de soi.

La relation entre les rêves et les désirs refoulés telle que décrite par Freud a fait l'objet de nombreuses critiques et débats au fil des ans. Certains psychologues contemporains ont remis en question l'idée selon laquelle les rêves sont exclusivement le produit des désirs refoulés, mettant en avant d'autres perspectives sur la fonction des rêves, notamment la consolidation de la mémoire ou le traitement des émotions.

Malgré les critiques, la théorie des rêves de Freud a laissé une empreinte durable dans le domaine de la psychanalyse et de la psychologie. Elle a influencé la compréhension de la nature de l'inconscient et de la manière dont les désirs refoulés influencent le comportement et la psychopathologie.

La relation entre les rêves et les désirs refoulés est un concept clé dans la psychanalyse, qui explore comment les rêves servent de fenêtre pour révéler les désirs et les émotions profondément refoulés. Bien que cette théorie ait fait l'objet de débats, elle demeure un élément fondamental de la psychanalyse et de la compréhension de l'inconscient humain.

31 - L'influence de la littérature sur sa pensée, notamment Shakespeare

L'influence de la littérature, en particulier des œuvres de William Shakespeare, sur la pensée de Sigmund Freud est un aspect fascinant de la vie et du travail du père de la psychanalyse. La fascination de Freud pour la littérature et sa capacité à tirer des idées et des métaphores de la littérature classique ont joué un rôle important dans le développement de la psychanalyse.

Sigmund Freud était un grand amateur de littérature depuis sa jeunesse. Il lisait des œuvres classiques et contemporaines, et il était particulièrement intéressé par les œuvres dramatiques, les romans et la poésie.

Freud avait un talent pour utiliser des métaphores et des analogies littéraires pour expliquer des concepts psychanalytiques complexes. Il a souvent comparé l'inconscient à un paysage inexploré ou à un territoire inconnu, une image qui rappelle l'exploration de mondes inconnus dans la littérature.

Parmi les auteurs littéraires qui ont influencé Freud, William Shakespeare occupe une place particulière. Freud admirait profondément le génie de Shakespeare pour la compréhension des complexités humaines, des désirs, des conflits et des émotions. Les œuvres de Shakespeare, telles que "Hamlet," "Macbeth" et "Othello," étaient riches en personnages complexes et en dilemmes psychologiques, des thèmes qui résonnaient avec les idées de Freud sur l'inconscient.

L'influence de Shakespeare sur Freud est particulièrement évidente dans la théorie de l'Œdipe. Freud a identifié des parallèles entre les conflits psychologiques des personnages shakespeariens et les théories psychanalytiques sur le complexe d'Œdipe. Par exemple, les relations entre les personnages de Shakespeare, telles que la relation mère-fils dans "Hamlet," ont été interprétées comme des manifestations de conflits œdipiens.

Freud a lui-même écrit un essai influent intitulé "Le Poète et la Fantaisie" en 1908, dans lequel il explorait la psychologie de la création artistique en se penchant sur l'œuvre de Shakespeare. Il a analysé les personnages, les thèmes et les motivations de Shakespeare à la lumière de ses propres idées psychanalytiques.

L'une des œuvres les plus célèbres de Freud, "L'Interprétation des rêves," contenait des références fréquentes à la littérature, notamment à Shakespeare. Freud a utilisé des exemples de rêves et de symboles littéraires pour illustrer des concepts tels que la symbolisation, la condensation et le déplacement.

L'influence de la littérature, en particulier de Shakespeare, sur la pensée de Freud a laissé une empreinte durable dans le domaine de la psychanalyse et de la psychologie. La capacité de Freud à traduire des concepts psychanalytiques en termes littéraires et à puiser dans la richesse de la littérature classique a élargi la portée de ses idées et a rendu la psychanalyse plus accessible et plus attrayante pour un public plus large.

L'influence de la littérature, y compris les œuvres de William Shakespeare, sur la pensée de Sigmund Freud a enrichi sa compréhension de la psychologie humaine. La littérature a servi de source d'inspiration pour l'exploration des désirs, des conflits et des émotions humaines, et a contribué à façonner la manière dont Freud a formulé et communiqué ses idées révolutionnaires en psychanalyse.

32 - Les écrits sur la religion et la notion de religion comme illusion

Les écrits de Sigmund Freud sur la religion et sa notion de religion comme une illusion constituent une partie importante de sa pensée et de sa philosophie. Pour Freud, la religion était un sujet complexe et controversé, et ses écrits sur ce sujet ont suscité de nombreux débats et discussions. Voici une analyse de la perspective de Freud sur la religion et la notion de religion comme illusion.

L'une des idées centrales de Freud est que la religion peut être considérée comme une illusion. Dans son ouvrage majeur "L'Avenir d'une illusion" (1927), Freud soutient que la religion est une illusion car elle repose sur des croyances qui ne sont pas fondées sur la réalité empirique, mais qui sont plutôt des produits des désirs et des peurs humaines. Selon Freud, les croyances religieuses sont des réponses aux besoins humains de sécurité, de réconfort et de sens, mais elles sont déconnectées de la réalité objective.

Freud a également proposé une théorie sur les origines de la religion. Dans "Totem et tabou" (1913), il avance l'idée que la religion trouve ses racines dans le meurtre du père primitif par un groupe de frères, un acte qui a engendré des sentiments de culpabilité et a donné naissance à la notion de tabous et de rituels religieux. Cette théorie a été largement critiquée, mais elle reflète l'approche freudienne consistant à explorer les racines psychologiques de la religiosité.

Bien que Freud considérait la religion comme une illusion, il reconnaissait également son rôle important dans la société. Il croyait que la religion offrait un réconfort psychologique aux individus en répondant à leurs besoins émotionnels et en atténuant leurs angoisses. La religion servait de mécanisme de défense contre l'angoisse liée à la mort, à la perte et à l'inconnu.

Freud était particulièrement critique envers les institutions religieuses organisées, qu'il considérait comme des sources de contrôle social et de répression. Il voyait dans les dogmes religieux et les règles morales imposées par les autorités religieuses un moyen de contrôler les masses et de réprimer les désirs humains.

Bien que Freud ait rejeté la religion traditionnelle, il a exprimé le besoin d'une nouvelle éthique laïque basée sur la psychologie et la rationalité. Il a cherché à promouvoir une éthique humaniste qui repose sur la compréhension des désirs humains, de la morale et de la responsabilité individuelle.

Les écrits de Freud sur la religion ont suscité de nombreuses critiques, en particulier de la part de groupes religieux et de théologiens. Cependant, certains psychanalystes et penseurs ont également défendu ses idées et ont exploré davantage la relation entre la psychanalyse et la religion.

Les idées de Freud sur la religion ont laissé une empreinte durable dans la psychologie, la philosophie et les études religieuses. Ses concepts de la religion comme illusion et de la religion en tant que mécanisme de défense ont continué à alimenter des débats et des discussions sur la foi, la spiritualité et la psychologie.

Les écrits de Freud sur la religion ont abordé la religion comme une illusion, une construction humaine basée sur des désirs et des besoins émotionnels. Bien que ses idées aient été controversées, elles ont contribué à éclairer la complexité de la religiosité humaine et à remettre en question les croyances traditionnelles. La réflexion de Freud sur la religion demeure un sujet d'intérêt pour ceux qui s'intéressent à la psychologie, à la philosophie et à la religion.

33 - Les débats avec d'autres analystes, comme Jung et Adler

Les débats entre Sigmund Freud et d'autres psychanalystes, tels que Carl Jung et Alfred Adler, ont joué un rôle essentiel dans le développement de la psychanalyse en tant que discipline. Ces controverses ont stimulé la réflexion, conduit à des avancées théoriques et ont contribué à diversifier les perspectives au sein de la psychanalyse.

L'un des débats les plus célèbres de Sigmund Freud a eu lieu avec Carl Jung, qui était autrefois considéré comme son successeur. Les désaccords entre Freud et Jung portaient sur plusieurs points clés.

L'un des principaux points de divergence concernait la place de la sexualité infantile dans le développement psychologique. Freud considérait la sexualité infantile, y compris le complexe d'Œdipe, comme un élément central du développement psychologique. Pour lui, les conflits et les désirs sexuels refoulés jouaient un rôle fondamental dans la psychopathologie. Jung, en revanche, était plus réticent à accepter cette notion et préférait élargir la conception de la sexualité pour inclure des aspects non sexuels.

Jung a développé la théorie de l'inconscient collectif, suggérant que l'inconscient contenait des éléments partagés par toute l'humanité. Cela comprenait des archétypes, des symboles universels et des thèmes communs à travers les cultures. Cette perspective divergeait de la vision freudienne de l'inconscient comme principalement constitué d'expériences individuelles et de refoulement.

Jung était davantage enclin à explorer la dimension spirituelle de la psyché humaine. Il considérait la religion comme une manifestation de l'inconscient collectif et accordait une importance particulière aux symboles religieux. Cette approche contrastait avec la vision de Freud de la religion comme une illusion basée sur des besoins psychologiques.

Le débat avec Carl Jung a eu des conséquences significatives. Bien que Jung ait finalement quitté l'Association psychanalytique internationale, les idées de Freud et de Jung ont continué à s'influencer mutuellement, contribuant ainsi à l'enrichissement de la psychanalyse. Ce débat a encouragé Freud à approfondir sa propre compréhension de l'inconscient et à élargir sa perspective sur la psychanalyse.

Alfred Adler était un autre psychanalyste qui a divergé de la vision de Freud. Les désaccords entre Freud et Adler étaient également liés à plusieurs aspects clés.

Adler critiquait l'importance donnée par Freud à la sexualité dans la psychanalyse. Il avait tendance à mettre en avant les facteurs sociaux et culturels, ainsi que le désir d'éviter les sentiments d'infériorité, comme des éléments centraux dans le développement humain. Pour Adler, la recherche de supériorité était au cœur de la motivation humaine.

Adler a développé la psychologie individuelle, qui se concentrait sur l'individualité et l'unicité de chaque personne. Il voyait les individus comme étant motivés par des objectifs de vie personnels, cherchant à surmonter leurs complexes d'infériorité. Cette perspective contrastait avec la vision freudienne des conflits inconscients et des désirs refoulés.

Adler accordait une grande importance à la société et à la communauté dans la compréhension de la psychologie individuelle. Il croyait que les individus étaient façonnés par leur environnement social et qu'ils cherchaient à contribuer à la société.

Le débat avec Alfred Adler a contribué à l'évolution de la psychanalyse en mettant l'accent sur des perspectives alternatives. Les idées d'Adler ont donné naissance à la psychologie individuelle et ont inspiré d'autres approches psychologiques axées sur la motivation, le développement personnel et les facteurs sociaux.

Ces débats ont laissé une empreinte historique durable dans l'histoire de la psychanalyse. Ils ont démontré que la psychanalyse, en tant que discipline, était prête à évoluer et à se développer. Les désaccords ont encouragé la réflexion et ont montré que la psychanalyse était une discipline dynamique, prête à remettre en question et à développer ses théories pour mieux comprendre la complexité de la psyché humaine.

Les débats entre Sigmund Freud et d'autres psychanalystes, tels que Jung et Adler, ont été cruciaux pour l'évolution de la psychanalyse en tant que discipline. Ces controverses ont stimulé la réflexion, favorisé le développement de nouvelles perspectives et contribué à enrichir la compréhension de la psychologie humaine. Les désaccords ont montré que la psychanalyse était une discipline en constante évolution, prête à explorer de nouvelles idées et à repousser les limites de la compréhension psychologique.

34 - L'influence de la Première Guerre mondiale sur sa théorie

L'influence de la Première Guerre mondiale sur la théorie de Sigmund Freud a été un tournant important dans le développement de la psychanalyse. La guerre a eu un impact profond sur la pensée de Freud, l'amenant à réfléchir davantage sur les aspects de la psyché humaine, les traumatismes et les mécanismes de défense.

La Première Guerre mondiale a exposé de nombreux soldats à des traumatismes physiques et psychologiques. Les expériences de combat, les blessures et les pertes en masse ont suscité un intérêt accru pour les réactions psychologiques aux traumatismes. Freud lui-même a vécu à Vienne, où il a été témoin des effets dévastateurs de la guerre sur la population.

La guerre a donné naissance à un nouveau domaine d'étude pour Freud, les névroses de guerre. Il a commencé à étudier les symptômes psychologiques tels que les cauchemars, les phobies et les troubles anxieux qui affectaient les anciens combattants. Ces observations ont conduit à des réflexions plus profondes sur les mécanismes de défense psychologique, tels que le refoulement et le déplacement.

La guerre a renforcé l'intérêt de Freud pour l'inconscient et les processus psychologiques cachés. Il a remarqué comment les traumatismes de guerre faisaient ressortir des émotions refoulées et des souvenirs inconscients. Cette période a contribué à approfondir sa compréhension des conflits internes et des mécanismes de défense.

En réponse aux développements conceptuels liés à la guerre, Freud a élaboré sa deuxième topique de l'appareil psychique. Il a introduit des concepts tels que le Ça, le Moi et le Surmoi pour expliquer les différentes parties de la psyché humaine. Cette nouvelle topique visait à mieux comprendre les conflits psychologiques et les mécanismes de défense.

En 1920, Freud a publié son ouvrage "Au-Delà du Principe de Plaisir". Cet ouvrage a marqué un tournant dans sa théorie en introduisant des concepts tels que le "principe de réalité" et la pulsion de mort. Ces idées ont été influencées par les réflexions de Freud sur la guerre et les traumatismes psychologiques associés à celle-ci.

Freud et d'autres psychanalystes ont appliqué les principes de la psychanalyse aux anciens combattants souffrant de névroses de guerre. Cette expérience a renforcé l'efficacité de la psychanalyse dans le traitement des traumatismes psychologiques et a contribué à son acceptation en tant que méthode thérapeutique.

La guerre a poussé Freud à réfléchir davantage sur la nature destructrice de l'homme. Ses réflexions sur la pulsion de mort ont été influencées par les horreurs de la guerre et les comportements violents qu'elle avait engendrés.

L'influence de la Première Guerre mondiale a conduit à des évolutions significatives dans la théorie et la pratique de la psychanalyse. Les concepts liés à la guerre, tels que la pulsion de mort, ont élargi le champ de la psychanalyse et ont ouvert de nouvelles voies de recherche.

La Première Guerre mondiale a profondément influencé la théorie de Sigmund Freud. Les traumatismes de guerre, les névroses de guerre et les réflexions sur la destructivité humaine ont conduit à des développements conceptuels majeurs dans la psychanalyse. Cette période a marqué un tournant dans la compréhension de la psyché humaine et a contribué à l'élaboration de concepts clés de la psychanalyse.

35 - Les débats sur la nature de la pulsion de mort

Les débats sur la nature de la pulsion de mort dans la théorie psychanalytique de Sigmund Freud ont été l'un des sujets les plus complexes et controversés de la psychanalyse. La notion de pulsion de mort, ou "Thanatos", fait référence à une force psychique qui pousse les individus vers l'autodestruction, la destruction des autres et la répétition de comportements destructeurs. Les débats autour de la pulsion de mort ont généré de nombreuses interprétations et controverses au sein de la communauté psychanalytique.

Freud a introduit la notion de pulsion de mort pour la première fois dans son ouvrage "Au-Delà du Principe de Plaisir" en 1920. Il a avancé l'idée que, en plus de la pulsion de vie (Eros), il existait une pulsion de mort (Thanatos) qui opérait dans l'inconscient. Thanatos était considérée comme une force de destruction, de désintégration et de retour à l'état inanimé.

L'existence même de la pulsion de mort a été l'objet de débats au sein de la psychanalyse. Certains psychanalystes, notamment ceux qui suivaient les enseignements de Freud, ont accepté cette idée comme une composante centrale de la théorie psychanalytique. D'autres ont critiqué l'introduction de cette notion, la jugeant spéculative et difficile à prouver.

Les débats ont porté sur la façon dont la pulsion de mort s'exprimait. Pour certains, elle était principalement associée à des comportements destructeurs, tels que la violence, le sadisme et l'auto-sabotage. Pour d'autres, elle était liée à des processus psychiques plus généraux, comme la tendance à la répétition de traumatismes et de schémas de comportement négatifs.

Les psychanalystes ont également débattu de la pertinence de la pulsion de mort dans la pratique clinique. Certains l'ont utilisée pour expliquer des phénomènes cliniques tels que l'automutilation, les comportements autodestructeurs et la résistance au traitement. D'autres ont trouvé d'autres explications pour ces phénomènes.

Certains débats ont porté sur le rôle de la culture dans la pulsion de mort. Certains psychanalystes ont soutenu que la violence, la guerre et les comportements destructeurs étaient le reflet de la pulsion de mort dans la société. D'autres ont souligné que la culture pouvait atténuer ou amplifier cette pulsion, en fonction des normes sociales et des mécanismes de défense collectifs.

La question de l'origine de la pulsion de mort a également suscité des controverses. Certains psychanalystes ont avancé que la pulsion de mort était innée, tandis que d'autres ont suggéré qu'elle était le produit de l'expérience et de la socialisation.

Les débats sur la pulsion de mort persistent dans la psychanalyse contemporaine. Certains psychanalystes ont cherché à réinterpréter la pulsion de mort à la lumière des avancées en neurosciences et en psychologie. D'autres ont proposé des perspectives alternatives, telles que l'importance de la réparation psychique et de la créativité dans la compréhension des comportements destructeurs.

Les débats sur la pulsion de mort ont eu un impact significatif sur le développement de la théorie psychanalytique. Ils ont poussé les psychanalystes à réfléchir plus profondément sur la nature de la psyché humaine et sur les mécanismes qui sous-tendent les comportements destructeurs. Ils ont également contribué à l'élaboration de concepts tels que le masochisme, le sadisme et la répétition traumatique.

Les débats sur la nature de la pulsion de mort ont été un aspect essentiel du développement de la théorie psychanalytique. Ils ont généré des discussions approfondies et ont contribué à l'enrichissement de la psychanalyse en tant que discipline. La pulsion de mort reste un sujet de recherche et de débat dans le domaine de la psychanalyse, témoignant de sa complexité et de sa pertinence pour la compréhension de la psyché humaine.

36 - La publication de « Malaise dans la civilisation »

La publication de "Malaise dans la civilisation" en 1930, par Sigmund Freud, a marqué un moment décisif dans le développement de la psychanalyse et de la pensée psychologique. Ce livre emblématique a exploré les tensions entre l'individu et la société, la nature humaine et la civilisation, ainsi que les conflits psychologiques qui en résultent. Les débats et les réflexions suscités par ce livre ont eu des répercussions profondes dans le domaine de la psychanalyse et au-delà.

La publication de "Malaise dans la civilisation" a eu lieu à une époque marquée par des bouleversements sociaux et politiques majeurs. L'entre-deux-guerres a été une période de profonds changements, de tensions internationales et d'incertitude. La Grande Dépression, qui a suivi la crise économique de 1929, a aggravé les inquiétudes sociales.

"Malaise dans la civilisation" aborde de nombreux thèmes importants, notamment la nature de l'agressivité humaine, les mécanismes de défense psychologique, le rôle de la sexualité, le désir de bonheur et l'influence de la société sur l'individu. Freud explore la tension entre les pulsions individuelles et les exigences de la civilisation.

L'un des thèmes centraux du livre est la question de l'agressivité humaine. Freud avance l'idée que l'agressivité est une composante fondamentale de la nature humaine, mais que la civilisation exerce des contraintes sur cette agressivité pour maintenir l'ordre social.

"Malaise dans la civilisation" met en lumière les mécanismes de défense psychologique que les individus utilisent pour faire face aux tensions entre leurs désirs et les contraintes de la société. Freud explique comment ces mécanismes, tels que le refoulement, le déplacement et la sublimation, influencent la vie mentale.

Freud aborde la sexualité humaine, la recherche du plaisir et du bonheur, ainsi que les sacrifices que les individus sont prêts à faire pour satisfaire ces désirs. Il explore la notion que la satisfaction des pulsions sexuelles et agressives peut être entravée par la société, créant ainsi des sources de souffrance psychologique.

"Malaise dans la civilisation" examine comment la société exerce un pouvoir sur l'individu, en façonnant ses valeurs, ses normes et ses désirs. Freud s'interroge sur les conséquences de cette influence sur la psyché individuelle.

La publication du livre a suscité de nombreuses réactions au sein de la communauté psychanalytique. Certains psychanalystes ont soutenu les idées de Freud, tandis que d'autres ont exprimé des réserves. Cela a conduit à des débats fructueux sur des sujets tels que l'agressivité, la sexualité et les mécanismes de défense.

"Malaise dans la civilisation" a eu un impact durable sur la pensée contemporaine en dehors du domaine de la psychanalyse. Les thèmes abordés dans le livre, tels que la nature humaine, la civilisation et les tensions sociales, continuent d'inspirer des débats et des réflexions dans des domaines tels que la philosophie, la sociologie et la psychologie.

La publication de "Malaise dans la civilisation" par Sigmund Freud a eu un impact significatif dans le domaine de la psychanalyse et au-delà. Ce livre a exploré des thèmes profonds et complexes relatifs à la nature humaine et à la société, et il a généré des débats et des réflexions qui perdurent encore aujourd'hui. L'œuvre de Freud continue

d'influencer la compréhension de la psyché humaine et de
ses interactions avec la civilisation.

37 - Ses opinions sur la nature humaine et la violence

Les opinions de Sigmund Freud sur la nature humaine et la violence ont été façonnées par ses travaux dans le domaine de la psychanalyse. Il a proposé une vision complexe et nuancée de la nature humaine, mettant en lumière les forces contradictoires qui influencent le comportement humain. Ses réflexions sur la violence ont été influencées par sa compréhension des pulsions et des mécanismes de défense psychologique.

Freud croyait en une vision réaliste de la nature humaine. Il considérait que l'être humain était doté de pulsions contradictoires, à la fois destructrices et créatives. Selon lui, l'individu était le résultat de la lutte entre ces forces opposées.

L'une des contributions majeures de Freud à la compréhension de la nature humaine a été l'introduction des concepts de pulsion de vie (Eros) et de pulsion de mort (Thanatos). Il a avancé l'idée que l'agressivité et la violence étaient en partie le résultat de la pulsion de mort, qui poussait les individus vers l'autodestruction et la destruction des autres.

Freud a souligné le rôle des mécanismes de défense psychologique dans la régulation de la violence. Les individus utilisent des mécanismes tels que le refoulement, le déplacement et la sublimation pour gérer leurs pulsions agressives. Ces mécanismes peuvent être efficaces pour éviter que la violence ne se manifeste directement.

Freud a reconnu que la société exerçait une influence sur l'expression de la violence. Les normes sociales, les lois et les contraintes de la civilisation jouent un rôle crucial dans la répression de la violence. Cependant, il a également souligné que la société pouvait être le siège de tensions et de conflits, ce qui pouvait contribuer à l'agressivité humaine.

Freud a consacré une attention particulière à la question de la guerre et de la violence collective. Il a écrit sur les motivations psychologiques derrière les conflits internationaux et sur les mécanismes psychologiques qui poussaient les individus à participer à la guerre. Ses réflexions sur ce sujet ont été influencées par les événements de son époque, notamment la Première Guerre mondiale.

Freud a suggéré que la violence pouvait être canalisée de manière constructive par le biais de la sublimation. La sublimation consiste à détourner l'énergie des pulsions agressives vers des activités socialement acceptables, telles que l'art, la science ou la créativité. Il a vu la sublimation comme un mécanisme de défense psychologique positif.

Freud a également étudié la violence du point de vue de la psychopathologie. Il a examiné les comportements violents, le sadisme et d'autres manifestations de l'agressivité dans le contexte des troubles psychologiques. Ses travaux ont contribué à une meilleure compréhension de la violence pathologique.

Les opinions de Freud sur la nature humaine et la violence continuent d'influencer la psychologie, la psychanalyse et d'autres domaines de la pensée humaine. Ses concepts de pulsion de mort, de mécanismes de défense et de sublimation demeurent des éléments clés de la compréhension de la violence et de la nature humaine.

Les opinions de Sigmund Freud sur la nature humaine et la violence ont contribué de manière significative à la psychologie et à la compréhension des comportements humains. Sa vision de la psyché humaine comme le résultat de forces contradictoires a enrichi notre compréhension des mécanismes qui sous-tendent la violence et l'agressivité. Ses travaux continuent d'avoir une influence durable dans le domaine de la psychologie.

38 - L'influence de la culture viennoise sur sa pensée

L'influence de la culture viennoise sur la pensée de Sigmund Freud a été profonde et a façonné sa vision du monde ainsi que le développement de la psychanalyse. Vienne, au tournant du XXe siècle, était un foyer intellectuel et artistique florissant, marqué par des mouvements culturels, sociaux et intellectuels qui ont grandement influencé Freud.

Vienne était une ville bouillonnante d'idées et de créativité à la fin du XIXe siècle. C'était le berceau du mouvement de la Sécession viennoise en art, de la musique de Gustav Mahler et d'Arnold Schönberg, et de la littérature de Franz Kafka et Arthur Schnitzler. Cette effervescence culturelle a fourni un contexte fertile pour le développement des idées de Freud.

Freud et la psychanalyse ont eu une influence profonde sur l'art et la littérature viennois. Les concepts psychanalytiques, tels que le rêve, le refoulement et l'inconscient, ont inspiré de nombreux artistes et écrivains viennois. Par exemple, les travaux de Freud ont influencé l'écriture de Schnitzler, dont les pièces et les romans explorent les profondeurs de la psyché humaine.

La culture viennoise a favorisé une révolution de la connaissance de soi, en mettant l'accent sur la compréhension de l'individu, de ses désirs et de ses conflits internes. Cela a créé un environnement intellectuel favorable à l'émergence de la psychanalyse, qui cherchait à explorer les aspects cachés de l'esprit humain.

L'atmosphère intellectuelle de Vienne a permis à Freud de développer la psychanalyse. Il a été influencé par les débats intellectuels de l'époque, notamment les idées de l'école de psychologie de la Gestalt, la philosophie de Nietzsche et les théories sur la sexualité. Cela a contribué à la formulation de sa propre approche de la psychanalyse.

Freud a adapté sa méthode thérapeutique en fonction de l'environnement culturel viennois. Il a mis en place des rencontres régulières avec ses patients, les fameuses "séances sur le divan," où il encourageait les patients à parler librement de leurs pensées et de leurs émotions, jetant ainsi les bases de la psychanalyse moderne.

Vienne était un lieu de débats intellectuels féconds, où les idées étaient constamment remises en question. Freud a été influencé par ces débats et a cherché à y participer activement, discutant avec d'autres intellectuels, notamment Carl Jung et Alfred Adler. Ces échanges ont stimulé sa réflexion et ont influencé le développement de la psychanalyse.

La culture viennoise a contribué à l'émergence de ce que l'on appelle parfois la "psychologie profonde", une approche qui cherchait à explorer les profondeurs de la psyché humaine. La psychanalyse de Freud s'inscrivait pleinement dans cette tendance, explorant les aspects cachés de l'esprit humain.

L'influence de la culture viennoise sur Freud a laissé un héritage durable dans la psychanalyse et au-delà. Les concepts et les méthodes qu'il a développés à Vienne continuent d'être essentiels pour la compréhension de l'esprit humain et la pratique de la psychanalyse.

L'influence de la culture viennoise sur la pensée de Sigmund Freud a été profonde et durable. Vienne a fourni un terreau intellectuel fertile pour le développement de la psychanalyse et a influencé la vision de Freud sur la nature humaine, la psyché et la société. Cette période de l'histoire intellectuelle a contribué de manière significative à l'élaboration de la psychanalyse en tant que discipline majeure de la psychologie.

39 - La correspondance avec Albert Einstein sur la guerre et la paix

La correspondance entre Sigmund Freud et Albert Einstein sur la guerre et la paix a été un échange intellectuel remarquable entre deux éminents penseurs du XXe siècle. Le contexte de la Première Guerre mondiale et les préoccupations liées à la montée des tensions internationales ont conduit à une réflexion profonde sur les questions de violence, de guerre et de paix.

La correspondance entre Freud et Einstein a eu lieu dans les années 1930, à une époque marquée par les séquelles de la Première Guerre mondiale et l'ombre imminente de la Seconde Guerre mondiale. Les deux hommes étaient préoccupés par la montée des tensions internationales et la menace d'un nouveau conflit mondial.

Freud et Einstein avaient des points de vue différents sur la question de la paix et de la guerre. Freud, en tant que fondateur de la psychanalyse, était pessimiste quant à la nature humaine et croyait que la violence était inhérente à l'homme en raison de ses pulsions destructrices. Einstein, en tant que scientifique et pacifiste, croyait en la possibilité de prévenir la guerre par des moyens politiques et diplomatiques.

En 1932, Einstein a écrit une lettre à Freud, exprimant sa préoccupation quant à la montée des tensions internationales et à la menace de guerre. Il a suggéré que les scientifiques et les intellectuels devaient œuvrer ensemble pour promouvoir la paix et éviter un conflit mondial. Il a également demandé l'opinion de Freud sur la question.

Freud a répondu à Einstein en partageant son point de vue sur la nature humaine et la violence. Il a souligné que les impulsions destructrices étaient profondément enracinées dans la psyché humaine, en partie en raison de la pulsion de mort qu'il avait théorisée. Il a également évoqué le rôle de la civilisation en tant que force répressive de ces pulsions.

La correspondance a révélé un désaccord profond entre les deux hommes sur la question de la nature humaine et de la possibilité de prévenir la guerre. Einstein croyait en la capacité de la diplomatie et de la politique pour maintenir la paix, tandis que Freud était plus pessimiste quant à la possibilité de surmonter les tendances destructrices de l'homme.

Bien que Freud et Einstein n'aient pas pu résoudre leurs divergences d'opinion, leur correspondance a soulevé des questions essentielles sur la nature de la violence humaine et la possibilité de prévenir les conflits. Leur échange intellectuel a contribué à susciter des débats sur ces sujets cruciaux.

La correspondance entre Freud et Einstein sur la guerre et la paix a laissé un héritage durable. Leurs points de vue ont continué d'influencer les réflexions sur la psychologie, la politique et la diplomatie. La question de la violence humaine et de la possibilité de paix reste d'actualité et continue d'inspirer des débats et des recherches.

La correspondance entre Sigmund Freud et Albert Einstein sur la guerre et la paix a été un échange intellectuel fascinant entre deux géants de la pensée du XXe siècle. Leurs réflexions ont soulevé des questions profondes sur la nature humaine, la violence et la possibilité de prévenir les conflits mondiaux. Leur héritage continue d'influencer les discussions sur ces sujets cruciaux.

40 - La fondation de la Société Psychanalytique Internationale

La fondation de la Société Psychanalytique Internationale (SPI) a été un événement majeur dans le développement de la psychanalyse et de la diffusion des idées de Sigmund Freud à l'échelle mondiale. Cette organisation a joué un rôle essentiel dans la promotion de la psychanalyse en tant que discipline scientifique et dans l'établissement de normes pour la formation des analystes.

Avant la création de la SPI, la psychanalyse était déjà en train de se développer en tant que nouvelle approche de compréhension de la psyché humaine. Les premiers travaux de Freud, notamment "L'Interprétation des rêves" publié en 1899, avaient commencé à susciter l'intérêt et l'attention de la communauté scientifique.

La diffusion de la psychanalyse a d'abord eu lieu à travers des initiatives locales. Des groupes d'étude et de discussion se sont formés dans différentes villes européennes, où les adeptes de la psychanalyse se réunissaient pour discuter des idées de Freud et de ses disciples.

La SPI a été officiellement fondée en 1910 à Nuremberg, en Allemagne. Freud, avec l'aide de ses collègues, a joué un rôle central dans l'établissement de cette organisation. Il a été élu en tant que premier président de la SPI, et Carl Jung a été nommé président de l'Association Psychanalytique Internationale (API), qui était une branche de la SPI.

La SPI avait pour objectif principal de promouvoir la psychanalyse en tant que discipline scientifique et de fournir une structure pour la formation et la certification des analystes. Elle visait également à encourager la recherche et la diffusion des idées psychanalytiques à l'échelle internationale.

Les premières années de la SPI ont été marquées par un enthousiasme croissant pour la psychanalyse. Des groupes de psychanalystes se sont formés dans de nombreuses villes du monde, de Vienne à New York, contribuant ainsi à la diffusion des idées de Freud.

Malgré l'enthousiasme initial, la SPI a également été confrontée à des défis et à des dissensions internes. Les désaccords entre Freud et Jung ont conduit à une rupture en 1913, avec Jung quittant la SPI pour former sa propre école de psychologie analytique.

La SPI a été un acteur clé dans l'évolution de la psychanalyse au cours du XXe siècle. Elle a contribué à l'émergence de différentes écoles et approches psychanalytiques, notamment la psychologie analytique de Jung, la psychanalyse des enfants d'Anna Freud et la psychanalyse des relations d'objet de Melanie Klein.

Au fil des décennies, la SPI a étendu son influence dans le monde entier. Elle a joué un rôle central dans l'internationalisation de la psychanalyse, avec la création de nombreuses sociétés psychanalytiques dans de nombreux pays.

La SPI existe toujours aujourd'hui, et elle continue de jouer un rôle central dans la formation des analystes et la promotion de la psychanalyse en tant que discipline. Les normes et les pratiques établies par la SPI ont eu un impact durable sur le champ de la psychanalyse.

La fondation de la Société Psychanalytique Internationale a été un jalon majeur dans l'histoire de la psychanalyse. Cette organisation a joué un rôle essentiel dans la promotion et la diffusion des idées de Freud à l'échelle mondiale, contribuant ainsi à l'évolution de la psychanalyse en tant que discipline et à son influence sur la compréhension de la psyché humaine.

41 - La création de l'Association Psychanalytique Américaine

La création de l'Association Psychanalytique Américaine (American Psychoanalytic Association, ou APsaA) a été un développement significatif dans l'histoire de la psychanalyse et a joué un rôle crucial dans la diffusion des idées de Sigmund Freud aux États-Unis. Cette organisation a été un acteur clé dans l'expansion de la psychanalyse en Amérique et a contribué à l'établissement de normes pour la formation des analystes.

Les premiers pas de la psychanalyse aux États-Unis ont été marqués par les efforts de pionniers tels que Abraham Brill et Smith Ely Jelliffe. Brill, notamment, a joué un rôle majeur en introduisant les idées de Freud en traduisant ses écrits en anglais. Cela a contribué à la diffusion précoce de la psychanalyse aux États-Unis.

Avant la fondation de l'APsaA, les études et discussions sur la psychanalyse avaient déjà commencé à se développer localement. Des groupes informels d'analystes et d'étudiants en psychanalyse se sont réunis pour explorer les concepts et les méthodes freudiennes, contribuant ainsi à la popularisation de la psychanalyse dans le pays.

Sigmund Freud lui-même a joué un rôle central dans l'introduction de la psychanalyse aux États-Unis. Ses voyages et ses conférences dans le pays ont suscité un intérêt croissant pour sa discipline et ont été une source d'inspiration pour les premiers analystes américains.

L'Association Psychanalytique Américaine a été officiellement fondée en 1911 sous le nom de "l'Association des médecins psychanalystes de langue anglaise." Freud a soutenu cette initiative et l'a saluée comme un pas important dans la diffusion de la psychanalyse en dehors de l'Europe.

L'APsaA a été créée avec des objectifs clairs, notamment la promotion de la psychanalyse en Amérique, l'organisation de formations pour les analystes et la recherche psychanalytique. Elle a servi de catalyseur pour la diffusion des idées de Freud dans le pays et a contribué à l'établissement de la psychanalyse en tant que discipline scientifique.

L'APsaA a mis en place des programmes de formation rigoureux pour les analystes, suivant les normes de Freud. Ces programmes comprenaient une analyse personnelle intensive et une formation clinique supervisée, visant à assurer la compétence des analystes formés.

L'APsaA continue d'exister aujourd'hui et joue un rôle central dans la formation des analystes et la promotion de la psychanalyse en Amérique. Elle est affiliée à de nombreuses sociétés psychanalytiques régionales et continue d'être un acteur majeur dans la pratique et la recherche psychanalytique aux États-Unis.

La création de l'Association Psychanalytique Américaine a été un jalon majeur dans l'histoire de la psychanalyse aux États-Unis. L'APsaA a joué un rôle essentiel dans l'introduction des idées de Freud en Amérique, dans la formation des analystes et dans la promotion de la psychanalyse en tant que discipline scientifique. Elle a été un pilier majeur dans l'expansion de la psychanalyse aux États-Unis, perpétuant ainsi l'influence durable de Freud dans ce pays.

42 - Sa relation avec sa fille Anna Freud

La relation entre Sigmund Freud et sa fille Anna Freud, qui est devenue une psychanalyste éminente à part entière, est un exemple marquant d'influence et de collaboration intellectuelle au sein de la famille Freud. Leur relation a joué un rôle essentiel dans l'histoire de la psychanalyse, avec Anna devenant une figure majeure dans le développement de la psychanalyse des enfants et une collaboratrice précieuse de son père.

La relation entre Sigmund et Anna Freud a été marquée par une influence significative de la part du père sur la fille. Anna a été exposée aux idées de son père dès son plus jeune âge, ce qui a éveillé son intérêt pour la psychanalyse. Elle a assisté à de nombreuses discussions et réunions entre Freud et ses collègues, ce qui a contribué à sa formation intellectuelle.

Anna Freud a suivi une analyse personnelle et a reçu une formation psychanalytique rigoureuse, sous la supervision de son père. Elle a commencé à pratiquer la psychanalyse en tant qu'analyste formée et a rapidement développé son propre champ d'expertise en se concentrant sur la psychanalyse des enfants.

Anna Freud a collaboré étroitement avec son père sur des projets de recherche et d'écriture. Elle a contribué à des publications conjointes et a partagé ses observations cliniques avec Sigmund, ce qui a enrichi sa compréhension de la psychanalyse des enfants.

Anna Freud est devenue une pionnière dans le domaine de la psychanalyse des enfants. Ses travaux sur le développement de l'enfant, les mécanismes de défense chez les jeunes, et les soins maternels ont influencé la pratique de la psychanalyse chez les enfants et les adolescents. Elle a également établi des institutions pour le traitement et la recherche sur la psychanalyse des enfants.

La relation entre Sigmund et Anna Freud a laissé un héritage durable dans le domaine de la psychanalyse. Leur collaboration a ouvert la voie à une compréhension plus approfondie du développement de l'enfant, de la psychopathologie juvénile et des mécanismes de défense.

Bien qu'Anna ait été influencée par son père, elle a également poursuivi son propre chemin en psychanalyse. Elle a élaboré des théories et des concepts originaux, notamment la notion d'identification avec l'agresseur, qui sont devenus des éléments clés de la psychanalyse des enfants.

La relation entre Sigmund et Anna Freud a contribué à la continuité et à l'expansion de la psychanalyse. Leur influence a perduré à travers les générations, avec Anna enseignant et formant de nombreux analystes, assurant ainsi la transmission des connaissances psychanalytiques.

Les travaux d'Anna Freud ont exercé une influence significative sur la psychanalyse moderne, en particulier dans le domaine de la psychanalyse des enfants, des adolescents et des familles. Ses contributions ont enrichi la compréhension de la psyché juvénile.

La relation entre Sigmund Freud et sa fille Anna Freud a été une collaboration intellectuelle et professionnelle significative. Leur influence mutuelle a façonné le développement de la psychanalyse, en particulier dans le domaine de la psychanalyse des enfants. Leur héritage perdure dans la psychanalyse moderne, et leur travail conjoint a contribué de manière essentielle à l'expansion de la discipline.

43 - Sa correspondance avec des écrivains tels que Romain Rolland

La correspondance de Sigmund Freud avec des écrivains et intellectuels éminents, dont Romain Rolland, a joué un rôle significatif dans le développement de la psychanalyse et a marqué l'impact de la psychanalyse sur la littérature et la pensée culturelle du XXe siècle. Ces échanges intellectuels ont ouvert de nouvelles perspectives sur la créativité, la psyché humaine, et les thèmes philosophiques et spirituels, tout en démontrant comment la psychanalyse pouvait transcender le domaine de la psychologie pour influencer des domaines plus vastes de la culture.

La correspondance entre Freud et Romain Rolland a débuté en 1923 et s'est poursuivie pendant de nombreuses années. Rolland, un écrivain lauréat du prix Nobel de littérature en 1915, était connu pour ses œuvres littéraires, notamment "Jean-Christophe," et son engagement dans des questions philosophiques et sociales. Cette correspondance a mis en lumière plusieurs points clés.

L'un des thèmes centraux de la correspondance était l'exploration de la créativité artistique. Freud et Rolland ont échangé sur la manière dont la psychanalyse pouvait jeter une lumière nouvelle sur le processus créatif. Ils ont discuté de l'impact de l'inconscient sur l'art, explorant les mécanismes de sublimation et la façon dont les désirs refoulés pouvaient se manifester dans la création artistique.

La correspondance avec des écrivains illustres a mis en évidence l'impact profond de la psychanalyse sur la littérature du XXe siècle. Les idées de Freud ont inspiré de nombreux écrivains à explorer de manière plus approfondie les recoins de la psyché humaine. Des romans tels que

"L'interprétation des rêves" de Virginia Woolf ont directement incorporé les théories freudiennes, tandis que les œuvres de Franz Kafka ont exploré des thèmes liés à l'inconscient et à la psychopathologie.

En plus de l'influence de Freud sur la littérature, sa propre vie et ses idées sont devenus des sujets de création littéraire. Plusieurs écrivains ont imaginé des récits fictionnels ou analytiques basés sur la vie de Freud, contribuant à la mythification de sa personne en tant que figure intellectuelle.

La correspondance avec Romain Rolland a également abordé des questions spirituelles et religieuses. Rolland, en tant que penseur spirituel, a partagé ses expériences et ses réflexions sur la spiritualité avec Freud. Les deux hommes ont engagé un dialogue enrichissant sur la foi, la quête spirituelle et la place de la religion dans la société moderne.

La correspondance avec des écrivains illustre l'impact culturel majeur de la psychanalyse. Les idées de Freud ont dépassé le cadre de la psychologie pour devenir un élément central de la pensée intellectuelle du XXe siècle. La psychanalyse a influencé la philosophie, la sociologie, la littérature, les arts visuels et même le cinéma.

La correspondance a contribué à la démystification de la psychanalyse en la rendant plus accessible au grand public. Les concepts psychanalytiques ont été expliqués de manière compréhensible, éduquant ainsi un public plus large sur la psychologie.

La correspondance entre Freud et des écrivains illustres a laissé un héritage durable dans la littérature. Les idées de Freud ont inspiré de nombreuses générations d'écrivains à explorer la psyché humaine en profondeur, à remettre en question les conventions narratives et à repenser les thèmes traditionnels de la littérature.

La correspondance de Sigmund Freud avec des écrivains tels que Romain Rolland a été un véritable dialogue intellectuel qui a laissé une empreinte profonde sur la psychanalyse, la littérature et la culture du XXe siècle. Ces échanges intellectuels ont permis d'explorer les liens entre la psychanalyse, la créativité artistique, la spiritualité et la culture contemporaine. Ils continuent d'exercer une influence durable sur la psychanalyse et la pensée intellectuelle.

44 - La publication de « Nouvelles conférences sur la psychanalyse »

La publication de "Nouvelles conférences sur la psychanalyse" marque un tournant significatif dans l'histoire de la psychanalyse, mettant en lumière l'évolution des idées de Sigmund Freud et leur impact sur la compréhension de la psyché humaine. Ces conférences ont été prononcées par Freud entre 1932 et 1936, alors qu'il approchait de la fin de sa carrière, et elles ont ouvert de nouvelles perspectives sur la psychanalyse.

Les "Nouvelles conférences sur la psychanalyse" ont été présentées par Freud dans les années 1930, une période où la psychanalyse était devenue une discipline établie. Freud avait déjà publié des œuvres influentes telles que "L'interprétation des rêves" et "Trois essais sur la théorie de la sexualité." Ces conférences représentaient une occasion de récapituler et de développer ses idées à la lumière des avancées ultérieures de la psychanalyse.

Les "Nouvelles conférences" montrent comment les idées de Freud avaient évolué au fil des années. Il avait déjà introduit des concepts clés tels que l'inconscient, la sexualité infantile et la théorie de la libido. Dans ces conférences, il a élaboré sur ces concepts, incorporant des idées plus récentes et abordant de nouveaux domaines.

Freud a approfondi sa théorie de l'inconscient, expliquant comment les conflits psychiques non résolus pouvaient conduire à des symptômes névrotiques. Il a également exploré les mécanismes de défense, tels que le refoulement, qui servent à protéger l'individu des désirs inacceptables.

Les "Nouvelles conférences" ont étendu la réflexion de Freud sur la sexualité infantile et son rôle dans le développement psychologique. Il a discuté de l'importance des stades du développement, notamment le complexe d'Œdipe, et de la façon dont ils influencent la personnalité adulte.

Freud a examiné de près la pratique clinique de la psychanalyse, explorant la manière dont les psychanalystes interagissent avec leurs patients. Il a décrit les techniques de l'analyse, notamment l'association libre et l'interprétation des rêves, qui demeurent des piliers de la psychanalyse.

Les "Nouvelles conférences" ont également abordé la relation entre la psychanalyse, la religion et la culture. Freud a examiné la nature de la foi religieuse, laissant entrevoir sa notion de la religion comme illusion. Il a également réfléchi à l'influence de la culture sur la psyché individuelle.

La publication de ces conférences a eu un impact culturel significatif en contribuant à la diffusion des idées psychanalytiques. Elles ont aidé à éduquer le grand public sur la psychanalyse, démystifiant certains aspects de cette discipline tout en soulignant son rôle dans la compréhension de la psyché humaine.

Les "Nouvelles conférences sur la psychanalyse" ont consolidé l'héritage de Freud en tant que père de la psychanalyse. Ses idées et ses concepts continuent d'influencer la psychologie, la psychiatrie et d'autres domaines de la pensée humaine. La publication de ces conférences a contribué à préserver son legs intellectuel.

La publication de "Nouvelles conférences sur la psychanalyse" a marqué une étape cruciale dans le développement de la psychanalyse. Ces conférences ont révélé comment les idées de Freud avaient évolué, tout en élargissant la portée de la psychanalyse pour explorer de nouveaux domaines de la psyché humaine. Elles ont consolidé l'impact culturel de la psychanalyse et continuent de jouer un rôle clé dans la compréhension de la psyché humaine.

45 - L'intérêt pour les mythes et leur interprétation psychanalytique

L'intérêt de Sigmund Freud pour les mythes et leur interprétation psychanalytique constitue un domaine fascinant de son travail. Freud a exploré comment les mythes et les légendes des différentes cultures reflètent les aspects universels de la psyché humaine. Sa démarche a ouvert de nouvelles perspectives sur la compréhension des mythes et a contribué à enrichir la psychanalyse.

Pour Freud, les mythes constituaient une expression de l'inconscient collectif de la société. Il considérait que les récits mythologiques étaient le reflet des désirs, des conflits, et des expériences refoulées partagés par un groupe de personnes. En examinant les mythes, il pensait que l'on pouvait accéder à des couches profondes de la psyché humaine.

L'un des exemples les plus célèbres de l'analyse de Freud des mythes est sa lecture du mythe d'Œdipe dans la tragédie grecque de Sophocle, "Œdipe Roi." Freud a interprété l'histoire d'Œdipe comme une manifestation du complexe d'Œdipe, un concept central de la psychanalyse. Selon lui, Œdipe représentait le désir inconscient des enfants pour leurs parents du sexe opposé et la rivalité avec le parent du même sexe.

Freud a également comparé les mythes aux rêves collectifs de l'humanité. Comme les rêves individuels, les mythes étaient des expressions symboliques des désirs et des conflits refoulés. Ils étaient riches de symboles et de métaphores, et leur interprétation pouvait révéler des aspects cachés de la psyché.

L'ouvrage de Freud intitulé "Totem et Tabou" est un exemple de son exploration des mythes. Dans cet ouvrage, il a élaboré une théorie selon laquelle les mythes du meurtre du père et de l'inceste étaient universels et représentaient des aspects fondamentaux de la psyché humaine. Il a utilisé cette théorie pour expliquer les tabous sociaux et religieux.

Freud a développé des méthodes d'interprétation psychanalytique des mythes. Il cherchait à identifier les symboles et les motifs récurrents dans les récits mythologiques et à les relier à des concepts psychanalytiques tels que la sexualité, l'angoisse, et le refoulement. Cette approche a permis d'éclairer les dynamiques psychologiques à l'œuvre dans les mythes.

L'approche de Freud a eu un impact considérable sur les domaines de l'anthropologie et de la littérature. Les anthropologues se sont inspirés de ses idées pour comprendre les mythes et les rites dans différentes cultures. De plus, la psychanalyse freudienne a influencé de nombreux écrivains et artistes, notamment les surréalistes, qui ont exploité le potentiel symbolique des mythes.

Bien que l'approche de Freud ait apporté des éclairages précieux, elle a également suscité des critiques. Certains ont remis en question sa tendance à voir des éléments sexuels partout dans les mythes, arguant que cela pouvait réduire la richesse et la diversité des récits mythologiques.

L'intérêt de Sigmund Freud pour les mythes et leur interprétation psychanalytique a permis d'explorer les couches profondes de l'inconscient collectif de l'humanité. Sa lecture des mythes a enrichi la psychanalyse en mettant en lumière la manière dont les désirs refoulés et les conflits se manifestent à travers les récits mythologiques. Cette démarche a également influencé les domaines de l'anthropologie, de la littérature, et de l'art, tout en soulevant des questions importantes sur la limite de l'interprétation psychanalytique des mythes.

46 - Les écrits sur le narcissisme

Les écrits de Sigmund Freud sur le narcissisme ont marqué une étape importante dans le développement de la psychanalyse et ont jeté les bases de la compréhension du concept de narcissisme dans le domaine de la psychologie.

Dans son ouvrage "Pour introduire le narcissisme" (1914), Freud a introduit le concept de narcissisme dans la psychanalyse. Il l'a emprunté à la mythologie grecque, où Narcisse était un jeune homme qui tomba amoureux de sa propre image reflétée dans l'eau. Freud a utilisé cette métaphore pour décrire le développement de l'amour de soi.

Freud a distingué entre le narcissisme primaire et le narcissisme secondaire. Le narcissisme primaire est une phase du développement dans laquelle l'individu investit son énergie libidinale dans son propre moi. Il s'agit d'un stade précoce de développement où l'enfant se perçoit comme le centre du monde. Le narcissisme secondaire survient plus tard, lorsque l'individu commence à investir son énergie libidinale dans des objets extérieurs, tels que d'autres personnes.

Freud a souligné que le narcissisme était une étape normale du développement de l'individu. Il a expliqué que le narcissisme primaire était essentiel pour la construction d'une estime de soi saine. C'est à travers l'amour de soi que l'individu développe une image de soi positive, ce qui est crucial pour des relations saines avec les autres.

Freud a également exploré le narcissisme pathologique, qui se manifeste lorsque l'individu est excessivement préoccupé par son propre moi, au détriment des autres. Les troubles narcissiques peuvent entraîner des comportements égoïstes, un manque d'empathie, et une difficulté à établir des relations saines.

Les écrits de Freud sur le narcissisme ont mis en avant le rôle central du moi dans la psychanalyse. Il a expliqué que le moi jouait un rôle crucial dans la régulation des désirs et des pulsions, ainsi que dans la médiation entre le monde intérieur de l'individu et le monde extérieur.

Les idées de Freud sur le narcissisme ont eu un impact considérable sur la psychologie et la psychiatrie. Elles ont contribué à éclairer la nature des troubles de la personnalité narcissique et ont influencé les approches de la thérapie pour ces troubles.

Les concepts de Freud sur le narcissisme ont fait l'objet de critiques et de développements ultérieurs. Certains psychanalystes et chercheurs ont approfondi la compréhension du narcissisme en le reliant à d'autres aspects de la psyché, tels que l'estime de soi, la vulnérabilité narcissique, et les dynamiques familiales.

L'étude du narcissisme par Freud a consolidé son statut de père de la psychanalyse. Ses idées sur le narcissisme ont continué à influencer la psychanalyse et d'autres domaines de la psychologie. Le concept de narcissisme reste un sujet d'étude majeur dans la compréhension de la personnalité humaine et des relations interpersonnelles.

Les écrits de Sigmund Freud sur le narcissisme ont contribué de manière significative à la psychologie en introduisant ce concept clé. Ils ont mis en lumière l'importance du narcissisme dans le développement de la personnalité et des relations humaines. Bien que le concept ait évolué et fait l'objet de critiques, il demeure un sujet de recherche et de débat essentiel dans la psychologie contemporaine.

47 - La création de la revue « Imago » pour la psychanalyse

La création de la revue "Imago" par Sigmund Freud est un événement majeur dans l'histoire de la psychanalyse et a laissé une empreinte indélébile sur le développement de cette discipline. La revue "Imago" a été fondée par Freud en 1912, à une époque où la psychanalyse était encore en train de s'établir comme une nouvelle approche de la compréhension de la psyché humaine. Son objectif était de servir de plateforme pour la publication d'articles originaux sur la psychanalyse et d'encourager la recherche et le débat intellectuel dans ce domaine émergent.

L'une des caractéristiques les plus marquantes de la revue "Imago" était la contribution substantielle de Sigmund Freud lui-même. Il a publié de nombreux articles dans la revue, couvrant un large éventail de sujets psychanalytiques. Parmi ses contributions notables, on peut citer des essais sur la théorie psychanalytique, l'interprétation des rêves, l'analyse des cas cliniques, et l'application de la psychanalyse à des domaines tels que la littérature et l'art. Ces articles ont contribué de manière significative à l'élaboration et à la diffusion des concepts psychanalytiques.

Un aspect particulièrement significatif de la contribution de Freud à "Imago" était son exploration de l'interprétation des rêves. Ses écrits dans la revue ont joué un rôle central dans la promotion de l'étude des rêves en tant qu'élément fondamental de la psychanalyse. Freud a développé des techniques d'interprétation des rêves, mettant en lumière le rôle des rêves comme une voie vers l'exploration de l'inconscient. Cette perspective a été cruciale pour l'évolution de la psychanalyse et a influencé de manière significative la pratique de la psychanalyse.

La revue "Imago" a également servi de plateforme pour d'autres psychanalystes de renom, notamment Carl Jung et Otto Rank, qui ont publié leurs travaux dans ses pages. Cela a encouragé la diversité des idées et des approches au sein du mouvement psychanalytique naissant. La collaboration entre ces différents esprits a contribué à l'enrichissement de la psychanalyse et à l'évolution de ses concepts et de ses méthodes.

L'impact de "Imago" sur le développement de la psychanalyse a été considérable. La revue a rapidement gagné en popularité et a contribué à établir la psychanalyse comme une discipline sérieuse et respectée. Elle a attiré l'attention de chercheurs, de cliniciens et d'intellectuels de divers horizons, contribuant ainsi à la diffusion des idées psychanalytiques bien au-delà des frontières de Vienne, où Freud exerçait.

L'héritage de "Imago" persiste dans le domaine de la psychanalyse. Bien que la publication de la revue ait pris fin en 1937, son impact se fait toujours sentir. Elle a servi de modèle pour d'autres revues psychanalytiques et a joué un rôle clé dans l'établissement de la psychanalyse en tant que discipline académique reconnue. Les articles publiés dans "Imago" continuent d'être étudiés et cités dans le cadre de la recherche psychanalytique contemporaine.

La création de la revue "Imago" par Sigmund Freud a été un jalon essentiel dans le développement de la psychanalyse. Cette publication a favorisé la diffusion des idées psychanalytiques, encouragé le débat intellectuel, et contribué à l'établissement de la psychanalyse en tant que domaine académique sérieux. Son impact sur la psychanalyse persiste et continue d'influencer la recherche et la pratique dans le domaine de la psychologie.

48 - La nomination au poste de professeur de psychologie à l'Université de Vienne

La nomination de Sigmund Freud au poste de professeur de psychologie à l'université de Vienne représente un moment significatif dans l'histoire de la psychanalyse et dans la carrière de Freud en tant que psychanalyste. Cette nomination a eu un impact durable sur le développement de la psychanalyse et sur la reconnaissance de cette nouvelle discipline.

En 1902, Sigmund Freud a été nommé professeur de psychologie à l'université de Vienne, poste qui portait le titre de "Professeur extraordinaire." À l'époque, la psychanalyse était encore une approche émergente de la psychologie, et Freud était déjà reconnu pour ses travaux sur l'inconscient, les rêves et la sexualité.

La nomination de Freud était en grande partie due à ses contributions significatives à la psychologie. Ses idées sur l'inconscient, la dynamique psychique, et l'interprétation des rêves avaient déjà eu un impact sur le domaine de la psychologie. La création de la psychanalyse en tant que discipline distincte était en cours, et Freud était au cœur de ce mouvement.

Une fois nommé professeur, Freud a commencé à donner des cours à l'université de Vienne. Ses cours ont attiré l'attention d'un public diversifié, notamment des étudiants, des psychiatres, des intellectuels, et des professionnels de la santé mentale. Ces cours étaient un moyen de diffuser les idées psychanalytiques au-delà des cercles restreints de psychanalystes.

La nomination de Freud à l'université a également suscité de l'opposition et des controverses. Ses idées sur la sexualité, l'inconscient, et la psychanalyse ont été critiquées par certains de ses collègues académiques. Cependant, Freud a persévéré malgré ces critiques et a continué à promouvoir la psychanalyse.

La nomination de Freud à l'université de Vienne a eu un impact considérable sur le développement de la psychanalyse. Elle a aidé à établir la psychanalyse en tant que domaine académique reconnu, ce qui a contribué à sa diffusion et à sa légitimité. Les cours de Freud ont attiré des étudiants qui allaient devenir des psychanalystes influents à leur tour.

En 1908, soit six ans après sa nomination, Freud et ses partisans ont fondé la Société Psychanalytique de Vienne. Cela a marqué un tournant majeur dans l'histoire de la psychanalyse. La société est devenue un centre d'enseignement et de recherche en psychanalyse, contribuant ainsi à la formation de nouvelles générations de psychanalystes.

La nomination de Freud à l'université de Vienne reste un moment clé dans l'histoire de la psychanalyse. Elle a contribué à établir la psychanalyse en tant que discipline académique reconnue, ce qui a eu un impact sur son développement ultérieur. La psychanalyse est devenue une approche influente dans le domaine de la psychologie et a profondément influencé la compréhension de la psyché humaine.

La nomination de Sigmund Freud au poste de professeur de psychologie à l'université de Vienne a été un événement marquant dans le développement de la psychanalyse. Cette nomination a contribué à la diffusion des idées psychanalytiques, à la formation de nouveaux psychanalystes, et à la reconnaissance de la psychanalyse en tant que discipline académique. L'impact de cet événement perdure dans le domaine de la psychologie et continue d'influencer la recherche et la pratique psychanalytique.

49 - La nomination au poste de président de la Société Psychanalytique Américaine

La nomination de Sigmund Freud au poste de président de la Société Psychanalytique Internationale (SPI) a été un événement d'une importance capitale dans l'histoire de la psychanalyse et a eu un impact considérable sur le développement et la diffusion de la psychanalyse à l'échelle mondiale.

Sigmund Freud a été nommé président de la SPI en 1920. À cette époque, la psychanalyse avait déjà acquis une reconnaissance significative en Europe et commençait à s'étendre dans d'autres parties du monde. Freud était déjà une figure éminente dans le domaine de la psychanalyse, et sa nomination à la présidence de la SPI a confirmé son statut de leader incontesté de ce mouvement.

La nomination de Freud à la présidence de la SPI était le résultat de ses contributions majeures à la psychanalyse. Ses travaux sur l'inconscient, la théorie des pulsions, l'interprétation des rêves et la sexualité avaient révolutionné la compréhension de la psyché humaine. Ses idées avaient influencé de nombreux psychanalystes à travers le monde, contribuant ainsi à la croissance de la psychanalyse en tant que discipline.

Sous la présidence de Freud, la SPI a joué un rôle central dans l'expansion de la psychanalyse à l'échelle internationale. Des sociétés psychanalytiques ont été fondées dans de nombreux pays, permettant ainsi la diffusion des idées psychanalytiques au-delà de l'Europe. Freud lui-même a entretenu des correspondances et des échanges intellectuels avec des psychanalystes de diverses régions du monde.

En tant que président de la SPI, Freud a encouragé la formation des psychanalystes et la recherche en psychanalyse. Il a soutenu le développement de programmes de formation psychanalytique et a promu la création de revues psychanalytiques dans différents pays. Ces initiatives ont contribué à la consolidation de la psychanalyse en tant que discipline académique.

La nomination de Freud à la présidence de la SPI a également suscité de l'opposition et des controverses. Certains psychanalystes, y compris Carl Jung, ont divergé de Freud sur des questions théoriques et ont fini par quitter la SPI pour fonder leur propre mouvement psychanalytique. Néanmoins, cela n'a pas ébranlé la position de Freud en tant que figure centrale de la psychanalyse.

La présidence de Freud à la SPI a eu un impact durable sur le développement de la psychanalyse. Son leadership a consolidé la psychanalyse en tant que discipline académique et a contribué à son expansion à l'échelle internationale. Les sociétés psychanalytiques fondées sous son égide continuent d'influencer la recherche et la pratique psychanalytique de nos jours.

La psychanalyse, en grande partie grâce aux efforts de Freud en tant que président de la SPI, a eu une influence durable sur la psychologie moderne. Ses idées sur l'inconscient, la sexualité, et le rôle des pulsions ont façonné la compréhension de la psyché humaine et ont contribué à la naissance de la psychologie clinique en tant que discipline distincte.

La nomination de Sigmund Freud à la présidence de la Société Psychanalytique Internationale a été un événement décisif dans l'histoire de la psychanalyse. Sous son leadership, la psychanalyse s'est étendue à l'échelle internationale, a favorisé la formation des psychanalystes, et a consolidé son statut en tant que discipline académique reconnue. L'influence de Freud sur la psychologie moderne et sur la compréhension de la psyché humaine demeure significative.

50 - La théorie de la pulsion de vie et de la pulsion de mort

La théorie des pulsions de vie et de mort, également connue sous les noms d'Eros et Thanatos, est l'un des piliers centraux de la psychanalyse développée par Sigmund Freud. Cette théorie complexe explore les forces fondamentales qui sous-tendent la psyché humaine, les conflits psychologiques et la dynamique de l'inconscient.

La notion des pulsions de vie et de mort a émergé au cours des travaux de Freud sur la sexualité humaine et la dynamique psychique. Dans ses premières théories, Freud accordait une place centrale à la sexualité, mais il a progressivement réalisé que les pulsions humaines ne se limitaient pas à la sphère sexuelle. Il a constaté que des forces opposées et conflictuelles étaient à l'œuvre dans la psyché humaine.

La pulsion de vie, ou Eros, représente les forces psychiques qui poussent les individus à rechercher la survie, le plaisir et la perpétuation de la vie. Elle englobe les désirs sexuels, l'amour, l'affiliation sociale et la créativité. Les pulsions de vie sont responsables de la recherche du plaisir, de la création de liens affectifs et de l'expression de la sexualité. Eros est une force constructive qui favorise la croissance, le développement personnel et la préservation de la vie.

En opposition à la pulsion de vie se trouve la pulsion de mort, également appelée Thanatos. Cette pulsion représente des forces psychiques qui poussent les individus vers l'autodestruction, l'agressivité et la réduction du niveau d'excitation psychique. La pulsion de mort s'exprime à travers des comportements destructeurs, des tendances suicidaires et l'agressivité dirigée soit vers soi-même, soit vers autrui. Thanatos est une force destructive qui vise à mettre fin à la tension psychique et à ramener l'individu à un état d'inertie.

La théorie des pulsions de vie et de mort repose sur l'idée que la psyché humaine est le résultat de conflits et de compromis entre ces deux forces opposées. Les individus font l'expérience de désirs et de pulsions contradictoires qui entrent en conflit les uns avec les autres. Par exemple, le désir sexuel (Eros) peut entrer en conflit avec des sentiments d'agressivité (Thanatos).

Pour faire facwwwwwwwww22220. Ils ont également inspiré d'autres courants psychologiques, tels que la psychologie existentielle et la psychologie humaniste.

La théorie des pulsions de vie et de mort a suscité des débats et des controverses au sein de la psychanalyse. Certains psychanalystes ont remis en question la validité de cette théorie, la considérant comme trop simpliste ou difficile à étudier empiriquement. Les concepts d'Eros et Thanatos sont abstraits et ne peuvent pas être observés directement.

Malgré les critiques et les controverses, la théorie des pulsions de vie et de mort demeure un élément central de la psychanalyse. Elle a permis d'explorer les origines des conflits internes, des symptômes psychologiques et des troubles mentaux. Ces concepts ont inspiré la recherche, la pratique clinique et ont laissé un héritage durable dans la psychologie moderne

51 - Les idées sur l'instinct de mort et l'agressivité

La théorie de l'instinct de mort et de l'agressivité est un concept clé dans la psychanalyse de Sigmund Freud. Cette théorie éclaire la compréhension de l'agressivité humaine, des conflits psychologiques et de la dynamique de l'inconscient.

Les idées sur l'instinct de mort et l'agressivité découlent des travaux de Freud sur les pulsions de vie (Eros) et de mort (Thanatos). Alors qu'Eros est associé à la pulsion de vie et à la recherche de plaisir, Thanatos est lié à la pulsion de mort, qui pousse les individus vers l'autodestruction et l'agressivité. Freud a exploré ces concepts pour comprendre la nature complexe des désirs humains et des conflits psychologiques.

L'instinct de mort, ou pulsion de mort (Thanatos), est une force psychique qui pousse les individus vers l'auto-agression et l'agressivité envers autrui. Cette pulsion cherche à réduire l'excitation psychique en ramenant l'individu à un état d'inertie. L'instinct de mort est considéré comme un composant fondamental de la psyché humaine, en opposition à l'instinct de vie (Eros).

L'agressivité est un aspect essentiel de l'instinct de mort. Elle se manifeste sous diverses formes, allant de l'agressivité dirigée vers soi-même (comme l'automutilation) à l'agressivité dirigée vers autrui (tels que la colère et la violence envers les autres). L'agressivité est souvent le résultat de conflits entre l'instinct de mort et d'autres désirs et pulsions.

La théorie de l'instinct de mort et de l'agressivité postule que les individus font l'expérience de conflits internes entre leurs pulsions agressives et d'autres désirs, tels que l'amour, le désir sexuel et la recherche de plaisir. Ces conflits peuvent se manifester de manière complexe dans la psyché, conduisant parfois à des symptômes psychologiques et des comportements agressifs.

Pour faire face à ces conflits internes et à l'agressivité, les individus développent des mécanismes de défense, tels que le refoulement, la projection et le déni. Ces mécanismes visent à réduire l'anxiété en refoulant ou en déformant les pulsions agressives. Par exemple, une personne peut refouler sa colère envers un proche, créant ainsi un conflit inconscient.

Les idées de Freud sur l'instinct de mort et l'agressivité ont des implications profondes pour la compréhension des troubles psychologiques. Les conflits entre l'instinct de mort et d'autres pulsions peuvent conduire à des symptômes tels que la dépression, l'automutilation et la violence. Par exemple, un individu en proie à des conflits internes importants entre l'agressivité et le désir d'aimer peut développer des symptômes dépressifs.

Les concepts de l'instinct de mort et de l'agressivité ont laissé une empreinte durable sur la psychologie moderne. Ils ont contribué à l'évolution de la psychologie clinique, aidant les professionnels de la santé mentale à comprendre les causes sous-jacentes de la psychopathologie. Ces concepts ont également influencé d'autres domaines de la psychologie, notamment la psychologie sociale et la psychologie de la personnalité.

La théorie de l'instinct de mort et de l'agressivité a suscité des débats au sein de la communauté psychanalytique et au-delà. Certains psychanalystes ont remis en question la validité et l'applicabilité de cette théorie, considérant que les concepts d'instinct de mort et d'agressivité étaient difficiles à mesurer et à confirmer empiriquement.

Malgré les débats et les controverses, la théorie de l'instinct de mort et de l'agressivité demeure un pilier de la psychanalyse freudienne. Elle offre une perspective unique sur les conflits internes, les pulsions humaines et les causes sous-jacentes des troubles psychologiques. Ces concepts ont laissé un héritage durable dans la psychologie moderne, contribuant à l'exploration continue de la psyché humaine et de la dynamique de l'inconscient.

52 - La correspondance avec le philosophe Jean-Paul Sartre

La correspondance entre Sigmund Freud, le père de la psychanalyse, et Jean-Paul Sartre, le célèbre philosophe existentialiste, est un dialogue intellectuel fascinant entre deux esprits remarquables du XXe siècle. Bien que Freud soit décédé en 1939, tandis que Sartre est né en 1905, leur échange de lettres ne s'est pas produit de leur vivant, mais plutôt sous la forme d'une correspondance fictive créée par Sartre. Cette correspondance fictive offre un aperçu des idées et des thèmes qui ont occupé les esprits de ces deux penseurs influents.

Le concept de la correspondance entre Freud et Sartre a été développé par Jean-Paul Sartre dans son livre "L'Idiot de la famille," une biographie de Gustave Flaubert. Dans ce livre, Sartre a imaginé une correspondance entre Freud et Flaubert, dans laquelle Freud aurait analysé les œuvres et la psyché de Flaubert. Sartre a utilisé cette correspondance fictive pour explorer les thèmes de la psychanalyse, de la littérature et de la philosophie existentialiste.

Bien que la correspondance entre Freud et Sartre soit purement fictive, elle met en lumière plusieurs idées clés qui ont occupé les deux penseurs tout au long de leur carrière. Voici quelques-uns des thèmes abordés dans cette correspondance fictive :

Dans la correspondance fictive, Freud aurait analysé les personnages de Flaubert à la lumière de la psychanalyse, mettant en évidence les conflits inconscients et les désirs refoulés qui animent les personnages de ses romans. Cette exploration montre l'intérêt de Sartre pour le croisement entre la psychanalyse et la littérature.

Sartre était un philosophe existentialiste qui croyait en la primauté de la liberté individuelle. Dans la correspondance fictive, il aurait pu interroger Freud sur la question du déterminisme psychique et sur la façon dont la psychanalyse peut concilier la notion de déterminisme avec celle de la liberté humaine.

La sexualité et le désir étaient des sujets centraux dans le travail de Freud. Dans la correspondance fictive, les deux penseurs auraient pu discuter de la manière dont la psychanalyse aborde ces questions et de leur rôle dans la vie psychique.

L'inconscient était au cœur de la théorie de Freud. Sartre aurait probablement interrogé Freud sur la nature de l'inconscient, son impact sur la conscience et son lien avec la liberté individuelle.

Sartre aurait pu expliquer à Freud les principes de l'existentialisme, une philosophie qui met l'accent sur la responsabilité individuelle, la liberté et l'authenticité. Il aurait pu chercher à savoir comment la psychanalyse s'intègre dans cette vision du monde.

Il est important de noter que cette correspondance entre Freud et Sartre n'a jamais eu lieu dans la réalité, mais elle reflète l'intérêt mutuel de ces deux penseurs pour des questions fondamentales de la psyché humaine, de la philosophie et de la littérature. Cette correspondance fictive a également suscité des débats et des réflexions sur la relation entre la psychanalyse et l'existentialisme, ainsi que sur les intersections entre la psychologie, la philosophie et la littérature. Elle illustre comment l'imaginaire créatif peut être utilisé pour explorer des idées profondes et complexes, même entre des esprits qui ne se sont jamais rencontrés de leur vivant.

53 - La création du concept de « répression »

La création du concept de "répression" par Sigmund Freud est un élément essentiel de la psychanalyse et de la compréhension de la psyché humaine. Ce concept a profondément influencé la psychologie et la manière dont nous percevons le fonctionnement de l'esprit.

Le concept de répression est au cœur de la psychanalyse freudienne et trouve son origine dans les premières observations cliniques de Freud avec ses patients. Alors qu'il travaillait avec des patients hystériques au tournant du 20e siècle, Freud a remarqué que de nombreux symptômes semblaient être liés à des expériences traumatisantes du passé, notamment des événements sexuels. Cependant, ces souvenirs semblaient être refoulés, c'est-à-dire inconsciemment repoussés hors de la conscience.

La répression est un mécanisme de défense psychologique qui consiste à repousser dans l'inconscient des pensées, des émotions, des souvenirs ou des désirs qui sont considérés comme inacceptables, traumatisants ou socialement inappropriés. Ce mécanisme vise à réduire l'anxiété en empêchant la conscience de traiter directement avec ces contenus psychiques refoulés.

Le concept de répression est étroitement lié à celui de l'inconscient. Ce qui est refoulé est stocké dans l'inconscient, une partie de l'esprit qui échappe à la conscience. L'inconscient est le réservoir de contenus psychiques inaccessibles à la conscience, mais qui continuent d'influencer le comportement et les émotions.

Les symptômes psychologiques, tels que l'hystérie, l'anxiété ou la dépression, sont souvent liés à la répression. Les patients peuvent présenter des symptômes physiques ou psychiques qui sont la manifestation de contenus refoulés. De plus, la résistance du patient à explorer ces contenus refoulés est un élément clé du processus analytique.

La répression a des implications profondes pour la compréhension des troubles psychologiques et du comportement humain. Elle explique comment des expériences traumatiques ou des désirs refoulés peuvent influencer le comportement, parfois de manière négative. La psychanalyse, qui se base sur le concept de répression, vise à explorer ces contenus refoulés pour permettre au patient de mieux comprendre et résoudre ses conflits internes.

Le concept de répression a eu un impact significatif sur la psychologie moderne. Il a contribué à l'émergence de la psychanalyse en tant que discipline majeure et a influencé d'autres domaines de la psychologie, notamment la psychologie clinique. Même si la psychanalyse a connu des critiques et des remises en question, la notion de répression a laissé une empreinte durable sur la compréhension de la psyché humaine.

La notion de répression a été l'objet de débats au sein de la communauté psychanalytique et de la psychologie en général. Certains chercheurs ont remis en question la validité scientifique de la répression, arguant que la psychanalyse se base sur des concepts difficiles à mesurer de manière objective. Malgré ces débats, la répression reste un concept central de la psychanalyse freudienne.

La création du concept de répression par Sigmund Freud a profondément influencé la psychanalyse et la psychologie moderne. Ce concept explique comment des contenus psychiques refoulés peuvent influencer le comportement et les symptômes psychologiques. Bien que la notion de répression ait suscité des débats et des controverses, elle demeure un élément central de la compréhension de la psyché humaine.

54 - La publication de « L'avenir d'une illusion »

La publication de "L'avenir d'une illusion" en 1927 a marqué un tournant important dans la carrière de Sigmund Freud, le fondateur de la psychanalyse. Ce livre explore la religion, la croyance en Dieu et la question de la foi sous un angle psychanalytique, tout en exposant les opinions de Freud sur ces sujets. L'ouvrage a eu un impact significatif sur la psychanalyse, la philosophie, la théologie et la compréhension de la religion dans la société moderne.

L'ouvrage "L'avenir d'une illusion" a été écrit à une époque où Freud était déjà un penseur bien établi. Il avait développé de nombreuses théories psychanalytiques et avait acquis une notoriété considérable. Cependant, il s'est aventuré dans un territoire plus controversé en abordant la religion et la spiritualité. Il a écrit le livre en réponse aux questions soulevées par ses collègues et amis sur son point de vue personnel sur la religion.

Dans "L'avenir d'une illusion," Freud explore l'origine de la religion, son rôle dans la société et sa signification psychologique. Il soutient que la religion est une illusion, une croyance basée sur des désirs inconscients et des besoins psychologiques profonds. Il affirme que l'idée d'un dieu ou d'une puissance supérieure est une création de l'esprit humain pour faire face à l'angoisse, à l'incertitude et à la vulnérabilité inhérentes à la condition humaine.

Freud argumente que la religion permet aux individus de répondre à leurs désirs d'une manière qui apaise leur anxiété. Elle offre un réconfort face à la mort, un sens à l'inexplicable et un moyen de réguler la moralité. Freud explore également le lien entre la religion et l'autorité, suggérant que la religion a été utilisée pour renforcer les structures de pouvoir et de contrôle dans la société.

La publication de "L'avenir d'une illusion" a suscité des réactions passionnées. Le livre a été salué par certains comme une œuvre courageuse qui remettait en question des croyances profondément enracinées, tandis que d'autres l'ont critiqué pour son point de vue matérialiste sur la religion.

L'ouvrage a également eu un impact sur la psychanalyse elle-même. Il a encouragé une exploration plus poussée des concepts de croyance, de symbolisme et de spiritualité dans le cadre de la psychanalyse. Certains psychanalystes ont cherché à intégrer les idées de Freud sur la religion dans leur travail clinique.

"L'avenir d'une illusion" continue d'être une œuvre importante dans la pensée de Freud et dans la psychanalyse. Le livre a ouvert la voie à des discussions continues sur la religion, la croyance et la spiritualité dans le contexte de la psychologie. Il a également influencé la philosophie de la religion, en particulier l'existentialisme, en mettant l'accent sur la responsabilité individuelle et la recherche de sens.

"L'avenir d'une illusion" a été un élément clé de l'exploration par Freud des aspects profonds de la psyché humaine, y compris les croyances et les illusions qui façonnent la condition humaine. Le livre reste une contribution majeure à la compréhension de la religion et de la psychologie, tout en stimulant des débats intellectuels et philosophiques durables.

55 - Les études sur la paranoïa et la schizophrénie

Les études sur la paranoïa et la schizophrénie ont été des domaines majeurs d'intérêt pour Sigmund Freud, le fondateur de la psychanalyse. Ses travaux dans ces domaines ont contribué à éclairer la compréhension des troubles mentaux et à poser les bases pour la psychanalyse moderne.

La paranoïa est un trouble mental caractérisé par la méfiance excessive, la suspicion, la tendance à interpréter les actions des autres comme hostiles et la croyance en des conspirations contre soi. Freud a consacré une partie de sa carrière à l'étude de la paranoïa, en particulier dans le cadre de sa relation avec le psychanalyste Wilhelm Fliess.

L'un des concepts clés de Freud lié à la paranoïa est celui de la "projection." Il suggère que les individus paranoïaques projettent leurs propres désirs et pensées refoulés sur les autres. Cela signifie que leurs pensées inconscientes hostiles et agressives sont attribuées à autrui, créant ainsi un sentiment de persécution. La projection est une forme de mécanisme de défense psychologique qui aide les individus à éviter de reconnaître leurs propres impulsions inacceptables.

Freud a également exploré la relation entre la paranoïa et la question de la culpabilité refoulée. Il a suggéré que les individus paranoïaques ont souvent des sentiments de culpabilité non résolus, et la paranoïa peut être un moyen de détourner l'attention de ces sentiments inconfortables.

La schizophrénie est un trouble mental complexe qui implique souvent des délires, des hallucinations, une pensée désorganisée et un retrait social. Freud a abordé la schizophrénie avec une perspective psychanalytique, bien que sa compréhension de ce trouble soit restée limitée en raison des connaissances limitées de son époque sur la schizophrénie.

L'une des contributions de Freud à la compréhension de la schizophrénie réside dans ses idées sur le fonctionnement de l'inconscient. Il a exploré la manière dont la schizophrénie pourrait résulter d'une perturbation dans les mécanismes de défense de l'ego, qui, selon lui, sont responsables de la gestion des impulsions et des conflits psychiques.

Freud a également formulé des hypothèses sur la schizophrénie en relation avec les mécanismes de défense, suggérant que les individus schizophrènes pourraient utiliser la "clivage" pour séparer leurs pensées et leurs émotions. Cette séparation excessive pourrait conduire à la désorganisation de la pensée et à la fragmentation de l'expérience de soi.

Les travaux de Freud sur la paranoïa et la schizophrénie ont eu un impact significatif sur la psychologie clinique et la psychanalyse. Ses concepts de projection, de clivage et de mécanismes de défense ont été intégrés dans la compréhension des troubles mentaux, et la psychanalyse continue d'être utilisée pour explorer les dynamiques inconscientes sous-jacentes à ces troubles.

Cependant, il est important de noter que la psychanalyse de Freud a été critiquée pour son manque de fondement empirique dans l'étude de la schizophrénie. Au fil des décennies, d'autres approches, notamment la recherche en neurosciences et en psychiatrie, ont élargi notre compréhension de la schizophrénie en dehors du cadre psychanalytique.

La psychanalyse de Freud a ses limites dans la compréhension des troubles mentaux, en particulier de la schizophrénie. Les avancées de la recherche en neurosciences ont permis de mieux comprendre les bases biologiques de la schizophrénie, y compris les anomalies cérébrales et la génétique.

Malgré ces limites, les travaux de Freud sur la paranoïa et la schizophrénie ont joué un rôle dans le développement de la psychologie clinique moderne. Ses concepts ont contribué à façonner la manière dont nous comprenons la psyché humaine et les mécanismes de défense qui sous-tendent le comportement. Les approches psychanalytiques continuent d'être explorées et adaptées pour aborder les questions de la paranoïa et de la schizophrénie, aux côtés d'autres modèles théoriques et d'approches thérapeutiques.

Les études de Freud sur la paranoïa et la schizophrénie ont ouvert la voie à des réflexions et à des recherches approfondies sur les troubles mentaux, contribuant ainsi à l'évolution de la psychologie clinique et de la compréhension des troubles psychiatriques.

56 - L'importance de l'interprétation des actes manqués

Les actes manqués, ou "lapsus", font partie intégrante de la théorie psychanalytique développée par Sigmund Freud. Ces actes manqués sont des erreurs courantes que nous faisons dans la vie quotidienne, comme oublier un nom, mélanger des mots, ou perdre des objets. Pour Freud, ces lapsus ne sont pas simplement des coïncidences, mais plutôt des manifestations de l'inconscient. L'interprétation des actes manqués a joué un rôle central dans la psychanalyse, car elle permet d'accéder à des désirs et à des conflits inconscients.

Pour Freud, les actes manqués sont des manifestations de désirs et de pensées refoulées qui cherchent à s'exprimer malgré les mécanismes de défense qui les maintiennent dans l'inconscient. Ces actes sont des lapsus, des oublis, des erreurs de parole, des gestes involontaires, etc. Ils sont révélateurs de ce qui se passe dans le monde interne de la psyché.

Par exemple, un oubli de nom peut révéler un désir refoulé de ne pas mentionner une personne en particulier, souvent lié à des sentiments conflictuels envers cette personne. Un mélange de mots peut traduire des associations d'idées qui ne sont pas consciemment accessibles. L'interprétation des actes manqués permet de décoder ces manifestations pour accéder aux contenus inconscients.

L'interprétation des actes manqués nécessite un psychanalyste formé à la méthode psychanalytique. Le psychanalyste est chargé de recueillir les actes manqués de son patient et de les analyser pour en extraire le sens latent.

Cela implique de comprendre le contexte, les émotions et les associations qui entourent l'acte manqué.

Le psychanalyste utilise souvent l'association libre, une technique dans laquelle le patient parle librement de ses pensées et de ses sentiments, pour explorer plus en profondeur les actes manqués. L'objectif est de découvrir les motifs cachés derrière ces actes, de les mettre en lumière et de les confronter.

L'interprétation des actes manqués est cruciale car elle permet de mettre en lumière les désirs et les conflits qui sont normalement cachés à la conscience. Cela offre au patient la possibilité de prendre conscience de ces éléments inconscients, de les confronter et de les comprendre. La révélation de l'inconscient est au cœur de la psychanalyse, car elle vise à libérer le patient des contraintes de ses désirs refoulés.

Les actes manqués sont une forme de communication entre l'inconscient et la conscience. En interprétant ces actes, le psychanalyste peut aider le patient à explorer les conflits internes, à identifier les problèmes non résolus et à travailler vers une plus grande compréhension de soi.

La psychanalyse de Freud, y compris l'interprétation des actes manqués, a fait l'objet de critiques et de controverses. Certains ont remis en question sa validité scientifique, en notant que l'interprétation est souvent basée sur des jugements subjectifs du psychanalyste. De plus, la psychanalyse a été critiquée pour son manque de preuves empiriques solides.

Néanmoins, l'interprétation des actes manqués reste une technique psychanalytique importante et continue d'être utilisée dans la pratique clinique. Elle a eu un impact significatif sur la psychanalyse en tant que méthode d'exploration de l'inconscient, contribuant à notre compréhension de la psyché humaine.

L'interprétation des actes manqués est un élément clé de la psychanalyse de Freud. Elle permet de révéler les désirs et les conflits inconscients qui influencent notre comportement quotidien. Bien que la psychanalyse ait ses critiques, cette méthode continue de jouer un rôle important dans la compréhension de la psyché humaine et dans l'exploration des profondeurs de l'inconscient. Les actes manqués nous rappellent que notre esprit est un terrain complexe, où des pensées et des désirs cachés peuvent émerger à travers des erreurs apparemment insignifiantes.

57 - Les réflexions sur le processus de deuil

Sigmund Freud a consacré une part significative de sa carrière à explorer les mécanismes du deuil, un processus psychologique complexe que les individus traversent en réaction à la perte d'un être cher. Ses réflexions sur le deuil ont jeté les bases pour une compréhension plus approfondie de la manière dont les émotions, le deuil et la perte affectent la psyché humaine.

Le deuil est un processus qui accompagne la perte d'un être cher, que ce soit par la mort, la séparation ou tout autre type de perte significative. Freud a étudié les réactions émotionnelles et psychologiques qui surviennent lors du deuil, en mettant l'accent sur la douleur, la tristesse, la colère et le sentiment de vide ressentis par les individus en deuil.

Freud a noté que le deuil peut être un processus complexe, influencé par des mécanismes de défense psychologiques. Par exemple, les individus en deuil peuvent recourir à la "déni" pour tenter d'éviter la réalité de la perte, en refusant de croire que la personne aimée est vraiment partie. Ils peuvent également ressentir de la colère envers la personne décédée, ce qui est souvent dirigé vers eux-mêmes ou les autres. Le deuil peut également être compliqué par des sentiments de culpabilité et de regret.

Les réflexions de Freud sur le deuil ont été influencées par sa propre expérience personnelle de la perte. La mort de son père en 1896 et celle de sa fille Sophie en 1920 ont profondément marqué Freud. Il a écrit un ouvrage intitulé "Deuil et mélancolie" en 1917, dans lequel il explore le deuil et la mélancolie (dépression) en tant que réponses à la perte.

Dans cet ouvrage, Freud a établi des parallèles entre le deuil et la mélancolie, notant que dans les deux cas, les individus peuvent ressentir une profonde tristesse et une perte de l'estime de soi. Il a également souligné que dans la mélancolie, la personne en deuil peut internaliser la colère et la diriger vers elle-même, se sentant responsable de la perte. Cette auto-accusation est l'un des aspects clés de la mélancolie, selon Freud.

Les travaux de Freud sur le deuil ont eu un impact durable sur la psychologie du deuil. Ses observations sur les mécanismes de défense, la colère, la culpabilité et le processus de deuil ont été intégrées dans les théories contemporaines sur le deuil.

L'approche psychanalytique, influencée par les travaux de Freud, suggère que le deuil est un processus complexe qui nécessite l'exploration des émotions inconscientes et des mécanismes de défense. Cela a conduit au développement de la thérapie du deuil, qui vise à aider les individus à faire face à leur perte en explorant leurs émotions et leurs pensées refoulées.

Bien que les travaux de Freud aient jeté les bases pour la compréhension du deuil, ses théories ne sont pas sans critiques. Certains psychologues ont remis en question le manque de preuves empiriques pour certaines des idées de Freud sur le deuil. De plus, les théories de Freud étaient fortement influencées par la culture et l'époque dans lesquelles il vivait, ce qui a suscité des critiques.

Les réflexions de Freud sur le deuil ont eu un impact significatif sur la psychologie du deuil, en mettant l'accent sur les mécanismes de défense, les émotions refoulées et les réponses psychologiques à la perte. Bien que ses théories aient été critiquées et développées au fil du temps, l'approche psychanalytique continue d'informer notre compréhension du deuil et de la manière dont les individus font face à la perte. Les travaux de Freud ont contribué à élargir notre perspective sur ce processus complexe et émotionnel.

58 - Les écrits sur la psychanalyse appliquée à la littérature

Les écrits de Sigmund Freud sur l'application de la psychanalyse à la littérature ont joué un rôle significatif dans l'exploration des aspects psychologiques de la création artistique et de la compréhension des œuvres littéraires. Freud, en tant que père de la psychanalyse, a ouvert la voie à une approche plus profonde de l'analyse littéraire, en examinant comment les œuvres littéraires peuvent révéler des aspects de l'inconscient humain.

Freud était un fervent lecteur et avait un vif intérêt pour la littérature. Il a écrit de manière extensive sur des écrivains tels que Shakespeare, Dostoïevski, Goethe, et d'autres. Ses écrits sur la littérature ont influencé la façon dont les critiques littéraires abordent l'analyse des œuvres. Il a suggéré que la psychanalyse pouvait être utilisée pour explorer les motivations inconscientes des personnages, les symboles cachés et les thèmes profonds présents dans la littérature.

L'une des contributions les plus importantes de Freud à la critique littéraire est l'introduction du concept de l'inconscient dans l'analyse des personnages et des thèmes littéraires. Il a souligné que les écrivains pouvaient utiliser des symboles et des métaphores pour exprimer des aspects refoulés de l'inconscient collectif. Par exemple, le personnage d'Œdipe dans la tragédie grecque est devenu un symbole universel de la lutte entre le désir et la morale, ce que Freud a exploré dans sa théorie du complexe d'Œdipe.

Freud a également appliqué ses théories sur l'interprétation des rêves à la littérature. Il a suggéré que les rêves et les fantasmes des écrivains pouvaient être explorés pour révéler des désirs et des conflits inconscients. Dans son ouvrage "L'Interprétation des rêves," Freud a montré comment l'analyse des rêves pouvait révéler des éléments cachés de la psyché. Les critiques littéraires ont utilisé ces idées pour décoder les symboles et les métaphores présents dans les œuvres littéraires.

Freud a également exploré les personnages littéraires à travers le prisme de la psychanalyse. Il a examiné comment les motivations des personnages, leurs névroses et leurs complexes pouvaient être compris à la lumière de sa théorie psychanalytique. Par exemple, le personnage d'Hamlet de Shakespeare a été analysé par Freud pour illustrer le conflit intérieur et les processus de refoulement.

Les écrits de Freud sur la littérature ont également eu un impact sur la compréhension de la création littéraire. Il a suggéré que les écrivains puisaient dans leur propre inconscient pour créer des personnages et des récits. Les écrivains, selon Freud, utilisaient l'écriture comme un moyen d'exprimer leurs désirs, leurs peurs et leurs fantasmes. Cette perspective a élargi la compréhension de la psychologie de la création littéraire et de l'acte d'écrire.

Malgré son impact, l'approche psychanalytique de Freud à la littérature a été critiquée pour son manque de preuves empiriques solides. Certains critiques littéraires ont remis en question la validité de l'application de la psychanalyse aux œuvres littéraires, notant que ces analyses étaient souvent basées sur des interprétations subjectives.

Les écrits de Freud sur la psychanalyse appliquée à la littérature ont ouvert la voie à une approche plus profonde et psychologique de l'analyse littéraire. Ses contributions ont influencé la façon dont les critiques littéraires comprennent les œuvres et les personnages, en mettant l'accent sur les aspects inconscients de la création artistique. Bien que ses théories aient été controversées, l'impact de Freud sur la critique littéraire demeure significatif et continue d'inspirer des approches psychologiques de l'analyse littéraire.

59 - La création du concept de « complexe de castration »

La création du concept de "complexe de castration" par Sigmund Freud a été un tournant majeur dans le développement de la psychanalyse et a profondément influencé la compréhension de la psyché humaine, en particulier en ce qui concerne le développement de la sexualité et les dynamiques familiales.

Le concept de complexe de castration a émergé au cours de l'exploration par Freud des étapes du développement sexuel de l'enfant. Il a d'abord été formulé dans le cadre de sa théorie du complexe d'Œdipe, qui met l'accent sur les relations familiales et l'influence de la sexualité sur la psyché. Selon Freud, le complexe de castration survient chez les enfants, en particulier les garçons, lorsqu'ils prennent conscience des différences anatomiques entre les sexes.

Le complexe de castration implique généralement un moment crucial où l'enfant réalise qu'il existe des différences anatomiques entre les sexes, en particulier la différence entre les organes génitaux masculins et féminins. Cette découverte peut susciter des sentiments d'angoisse et d'inquiétude chez l'enfant, car il se rend compte que certaines différences sont permanentes et que l'absence d'un organe génital féminin est irréversible. Cela peut également entraîner des inquiétudes quant à la possibilité de perdre un organe génital masculin (d'où le terme "castration").

Freud a suggéré que cette peur de la castration était étroitement liée à la rivalité œdipienne, où le garçon ressent de la jalousie envers son père pour la possession de sa mère. Il craint que son père, en tant qu'autorité paternelle, puisse punir la rivalité en castrant le garçon. Cette peur de la castration est considérée comme une partie cruciale du développement sexuel et psychologique chez les garçons.

Le concept de complexe de castration a eu un impact significatif sur la théorie freudienne du développement sexuel. Il a souligné l'importance de la prise de conscience des différences sexuelles dans la construction de l'identité sexuelle. La manière dont un individu gère le complexe de castration peut influencer sa relation ultérieure avec son propre sexe et l'autre sexe.

Le complexe de castration est étroitement lié à l'idée de la résolution du complexe d'Œdipe, où l'enfant finit par renoncer à ses désirs incestueux envers le parent du sexe opposé et s'identifie au parent du même sexe. Cette identification joue un rôle essentiel dans la formation de l'identité de genre et des rôles de genre.

Le concept de complexe de castration a été critiqué pour sa focalisation sur les aspects phallocentriques du développement sexuel. Il a été considéré comme réducteur, en particulier dans sa perspective sur la sexualité féminine, qui ne repose pas sur une différence anatomique aussi claire que chez les garçons. Les critiques ont également remis en question la notion de la peur de la castration comme étant centrale dans le développement sexuel.

Le concept de complexe de castration de Freud a eu un impact significatif sur la psychanalyse et la compréhension du développement sexuel chez les enfants. Bien que controversé, ce concept a contribué à mettre en lumière l'importance de la prise de conscience des différences sexuelles dans la construction de l'identité de genre et des rôles de genre. Il reste une pierre angulaire de la psychanalyse freudienne et de la compréhension des processus psychologiques liés à la sexualité humaine.

60 - Le rôle de la sexualité dans le développement de la personnalité

Les théories de Sigmund Freud sur le rôle de la sexualité dans le développement de la personnalité ont eu un impact significatif sur la psychologie moderne, même si certaines de ses idées ont été révisées et contestées.

Sigmund Freud a développé une perspective novatrice sur la sexualité humaine. Il a soutenu que la sexualité était une force motrice fondamentale dans la vie humaine, influençant les pensées, les émotions et le comportement. Selon Freud, la sexualité était beaucoup plus large que l'acte sexuel en lui-même et incluait une variété de désirs, de fantasmes et de pulsions sexuelles.

L'une des contributions les plus influentes de Freud à la psychologie est sa théorie des stades du développement sexuel. Il a identifié plusieurs stades, notamment la phase orale, anale, phallique, de latence et génitale, chacun caractérisé par des intérêts et des conflits sexuels spécifiques. Freud a affirmé que la façon dont un individu traverse ces stades peut avoir un impact durable sur sa personnalité.

Les concepts de Freud, tels que le complexe d'Œdipe et le complexe de castration, ont mis en évidence les conflits sexuels qui peuvent survenir pendant le développement. Freud a suggéré que la manière dont ces conflits sont résolus peut conduire à des névroses et à des troubles psychologiques. Par exemple, un individu qui n'a pas résolu son complexe d'Œdipe pourrait développer une névrose.

La théorie freudienne met fortement l'accent sur l'inconscient, où les désirs et les souvenirs sexuels refoulés sont stockés. Selon Freud, la répression de ces désirs refoulés peut influencer la personnalité d'une personne et son comportement. Les psychologues modernes ont continué à explorer l'inconscient et son rôle dans la formation de la personnalité.

Bien que les théories de Freud aient eu un impact majeur, elles ont également été l'objet de critiques. Certaines idées, telles que la prédominance de la sexualité infantile, ont été remises en question. De plus, la vision de Freud de la sexualité a été critiquée pour son caractère hétéronormatif et sa focalisation sur les aspects phallocentriques de la sexualité.

Les idées de Freud ont contribué à élargir la compréhension de la sexualité et du développement de la personnalité. La psychologie contemporaine reconnaît l'importance des expériences précoces et de l'influence du développement sexuel sur la personnalité. Cependant, elle a également évolué pour inclure une perspective plus large de la sexualité, tenant compte des diversités et des orientations sexuelles.

Les théories de Freud sur le rôle de la sexualité dans le développement de la personnalité ont profondément influencé la psychologie moderne. Bien que certaines de ses idées aient été révisées et critiquées, sa perspective novatrice sur la sexualité a ouvert la voie à une exploration plus approfondie des influences de la sexualité sur la personnalité. Ses concepts continuent de susciter des débats et des discussions dans le domaine de la psychologie.

61 - La publication de « Moïse et le monothéisme »

La publication de "Moïse et le monothéisme" de Sigmund Freud a marqué un tournant significatif dans sa carrière et a suscité des débats considérables dans le domaine de la psychanalyse et de la religion.

Publié en 1939, "Moïse et le monothéisme" est l'une des œuvres les plus controversées de Sigmund Freud. L'ouvrage traite de l'histoire de Moïse, le prophète biblique, et de l'émergence du monothéisme dans la religion juive. Freud, lui-même d'origine juive, a abordé ce sujet délicat à un moment critique de l'histoire, alors que les tensions politiques et religieuses en Europe atteignaient leur paroxysme.

Dans "Moïse et le monothéisme", Freud avance plusieurs thèses audacieuses. Il suggère que Moïse était en réalité un Égyptien et non un Hébreu, et que sa figure a été adoptée par les Hébreux comme un moyen de réunir différentes tribus sous une seule autorité. Freud explore également l'idée que le monothéisme découle d'un conflit autour du parricide de Moïse, qui a conduit à la formation du complexe de culpabilité et à la création du concept d'un dieu unique.

"Moïse et le monothéisme" a été l'une des œuvres les plus controversées de Freud, même au sein de la communauté psychanalytique. Certains psychanalystes ont accueilli favorablement cette exploration des origines du monothéisme, tandis que d'autres ont critiqué les spéculations de Freud comme étant trop éloignées de ses théories psychanalytiques habituelles. Cela a souligné le caractère diversifié des idées de Freud et la manière dont il a poussé les limites de la psychanalyse.

L'ouvrage de Freud a suscité des réactions mitigées dans le domaine de la religion et de la théologie. Certains ont considéré que sa remise en question de l'histoire traditionnelle de Moïse et du monothéisme remettait en cause des croyances profondément enracinées. D'autres ont vu son travail comme une contribution à la compréhension des origines religieuses et de la psychologie religieuse.

En tant que Juif, Freud a abordé la question de l'identité juive dans "Moïse et le monothéisme." Ses thèses sur les origines de Moïse et du monothéisme ont provoqué des débats sur la manière dont les Juifs percevaient leur histoire et leur foi. Certains ont vu ces idées comme une remise en question de l'authenticité de l'histoire juive, tandis que d'autres ont considéré qu'elles apportaient une perspective nouvelle sur leur héritage.

La réception de "Moïse et le monothéisme" a été polarisée. Certaines personnes ont salué l'audace intellectuelle de Freud, sa capacité à remettre en question des idées taboues, et son désir d'explorer les racines de la religion. D'autres ont condamné l'ouvrage comme étant blasphématoire et offensant pour les croyants.

"Moïse et le monothéisme" a laissé un héritage durable dans les domaines de la psychanalyse, de la religion et de la philosophie. Les idées de Freud sur la religion ont inspiré de nombreuses études ultérieures sur la psychologie religieuse. Elles ont également contribué à élargir le champ de la psychanalyse en encourageant la réflexion sur des sujets en dehors de la sphère purement psychologique.

La publication de "Moïse et le monothéisme" de Sigmund Freud a eu un impact significatif sur la psychologie, la religion et la théologie. Les thèses audacieuses de Freud ont suscité des débats et des discussions profonds sur l'origine du monothéisme, l'identité juive et la psychologie de la religion. Bien que controversé, l'ouvrage continue de susciter l'intérêt et de stimuler la réflexion sur des questions fondamentales liées à la foi, à l'histoire et à la psychanalyse.

62 - La correspondance avec la féministe Lou Andreas-Salomé

La correspondance entre Sigmund Freud, le père de la psychanalyse, et Lou Andreas-Salomé, une féministe et écrivaine renommée, a été une relation intellectuelle captivante qui a laissé une marque indélébile sur l'histoire de la psychanalyse et du féminisme. Leur échange de lettres a permis d'explorer des idées novatrices sur la psychanalyse, la sexualité, la culture et la condition féminine.

Lou Andreas-Salomé, née en 1861, était une intellectuelle autrichienne d'origine russe. Elle a développé des relations étroites avec des penseurs tels que Friedrich Nietzsche, Rainer Maria Rilke et Sigmund Freud. La correspondance entre Freud et Andreas-Salomé a débuté au début du 20e siècle, à une époque où la psychanalyse était en plein essor.

Les lettres échangées entre Freud et Andreas-Salomé étaient riches en discussions intellectuelles. Ils ont exploré des sujets aussi variés que la sexualité, la théorie psychanalytique, la religion, la culture et la condition des femmes. Leurs échanges ont permis d'approfondir la compréhension des concepts psychanalytiques, en particulier en ce qui concerne la sexualité féminine.

La correspondance entre Freud et Andreas-Salomé a joué un rôle crucial dans le développement de la pensée freudienne sur la sexualité féminine. À l'époque, la sexualité féminine était un sujet peu exploré, et Andreas-Salomé a encouragé Freud à considérer les expériences et les désirs sexuels des femmes de manière plus nuancée. Leurs échanges ont contribué à la reconnaissance de l'importance de la sexualité féminine dans la théorie psychanalytique.

Les idées de Lou Andreas-Salomé ont eu un impact profond sur Freud et son œuvre. Elle a remis en question certains aspects de la psychanalyse, ce qui a incité Freud à reconsidérer ses positions. Andreas-Salomé a également encouragé Freud à examiner les racines de la sexualité féminine et à s'ouvrir à de nouvelles perspectives sur la féminité. Sa pensée a contribué à élargir le champ de la psychanalyse.

La correspondance entre Freud et Andreas-Salomé a contribué à ouvrir la voie à la participation des femmes dans la psychanalyse. Bien que la psychanalyse ait été initialement dominée par des hommes, les contributions d'Andreas-Salomé et d'autres femmes ont été essentielles pour intégrer une perspective féminine dans la théorie et la pratique psychanalytiques.

Les discussions entre Freud et Andreas-Salomé n'étaient pas exemptes de désaccords. Ils ont eu des opinions divergentes sur des sujets tels que la religion, la spiritualité et la sexualité. Cependant, ces désaccords ont contribué à alimenter des débats intellectuels fructueux et à faire évoluer les idées des deux protagonistes.

La correspondance entre Freud et Lou Andreas-Salomé a laissé un héritage durable dans le domaine de la psychanalyse et de la pensée féministe. Leur échange de lettres a montré l'importance de la diversité des perspectives et a encouragé une réflexion plus profonde sur des sujets cruciaux tels que la sexualité féminine et la place des femmes dans la psychanalyse.

La correspondance entre Sigmund Freud et Lou Andreas-Salomé a été une collaboration intellectuelle remarquable qui a élargi les horizons de la psychanalyse et du féminisme. Leurs échanges ont favorisé la réflexion sur des sujets importants, tout en contribuant à l'évolution de la psychanalyse et à l'intégration de perspectives féminines. Leur relation intellectuelle demeure un témoignage de l'importance de la diversité des voix dans le développement de la pensée. Elle a enrichi la psychanalyse en explorant des territoires encore inconnus et en promouvant une réflexion plus nuancée sur la sexualité et la condition féminine.

63 - Les études sur la pulsion et l'objet de la pulsion

Les études sur la pulsion et l'objet de la pulsion ont constitué un pilier fondamental de la psychanalyse, notamment dans l'œuvre de Sigmund Freud. La pulsion fait référence aux forces et aux désirs internes qui animent le comportement humain. L'objet de la pulsion est l'élément vers lequel cette énergie pulsionnelle est dirigée.

La notion de pulsion est au cœur de la théorie psychanalytique. Freud a conceptualisé la pulsion comme une force motrice qui anime le comportement humain. Les pulsions sont des désirs internes, des impulsions énergétiques qui poussent un individu à rechercher la satisfaction. Elles sont à la fois psychiques et biologiques, ce qui signifie qu'elles sont le résultat de processus mentaux et de besoins corporels.

Freud a identifié deux pulsions fondamentales qui guident le comportement humain : la pulsion de vie (ou Éros) et la pulsion de mort (ou Thanatos). La pulsion de vie est responsable de la recherche de plaisir, de l'amour, de la créativité et de la préservation de la vie. La pulsion de mort, en revanche, est associée à la destruction, à l'agressivité et à la tendance à retourner à un état inorganique. Ces deux pulsions sont en constante interaction et façonnent la psyché humaine.

L'objet de la pulsion est l'élément vers lequel la pulsion est dirigée. Freud a distingué deux principaux types d'objets de la pulsion : l'objet de la pulsion et l'objet de choix. L'objet de la pulsion est la source de satisfaction pour la pulsion, tandis que l'objet de choix est la personne spécifique vers laquelle la pulsion est dirigée. Par exemple, dans le cas de la pulsion sexuelle, l'objet de la pulsion peut être le plaisir sexuel lui-même, tandis que l'objet de choix peut être un partenaire sexuel particulier.

Dans la psychanalyse, il est courant de constater que les pulsions peuvent être déplacées ou que des substituts de la pulsion peuvent être trouvés. Cela signifie que si la satisfaction de la pulsion est bloquée ou limitée dans un certain contexte, l'énergie pulsionnelle peut être redirigée vers un autre objet ou activité. Par exemple, une frustration dans la sphère sexuelle peut conduire à des comportements compulsifs, tels que manger en excès ou fumer.

Freud a également élaboré la théorie des stades de développement psychosexuel, qui décrit comment les pulsions se manifestent à différentes étapes de la vie. À chaque stade, l'objet de la pulsion change, passant de la bouche (stade oral) aux organes génitaux (stade génital) en passant par d'autres parties du corps (stade anal, stade phallique). Ces changements d'objet de la pulsion sont liés à la maturation psychosexuelle de l'individu.

Les pulsions jouent un rôle essentiel dans la formation des conflits psychiques. Les désirs et les impulsions refoulés, résultant souvent de conflits entre les pulsions de vie et de mort, sont relégués à l'inconscient. La psychanalyse vise à explorer ces conflits refoulés et à les rendre conscients pour permettre un ajustement psychique sain.

Les études sur la pulsion et l'objet de la pulsion ont été au cœur de la psychanalyse freudienne. Ces concepts ont jeté les bases de la compréhension de la motivation humaine, de la sexualité, de la créativité et des comportements destructeurs. Ils ont également permis d'explorer la dynamique inconsciente qui sous-tend les conflits psychiques. Bien que ces concepts aient évolué au fil du temps dans la psychanalyse, ils continuent d'influencer la psychologie et la compréhension de la nature humaine.

64 - La correspondance avec le psychiatre suisse Eugen Bleuler

La correspondance entre Sigmund Freud et le psychiatre suisse Eugen Bleuler constitue un chapitre fascinant de l'histoire de la psychiatrie et de la psychanalyse. Les échanges entre ces deux éminents chercheurs ont influencé le développement de la psychanalyse et ont contribué à l'exploration des troubles mentaux.

La correspondance entre Freud et Bleuler a débuté au début du 20e siècle, à une époque où Freud développait ses théories psychanalytiques et Bleuler se penchait sur la schizophrénie et d'autres troubles mentaux. Les lettres échangées entre ces deux esprits éminents reflétaient leur intérêt commun pour la psychiatrie, la psychologie et la compréhension de la psyché humaine.

L'un des principaux sujets de discussion entre Freud et Bleuler était la schizophrénie, un trouble mental complexe et mystérieux. Bleuler a introduit le terme "schizophrénie" pour décrire ce trouble, et ses idées ont été influencées par ses discussions avec Freud. Les lettres échangées ont permis d'explorer en profondeur la nature de la schizophrénie et les approches thérapeutiques possibles.

Les discussions sur la schizophrénie ont eu un impact significatif sur la psychanalyse. Freud a intégré certaines des idées de Bleuler dans sa propre conception de la psychose, notamment en ce qui concerne les mécanismes de défense. La correspondance a ainsi contribué à élargir le champ de la psychanalyse en incluant une réflexion sur les troubles mentaux graves.

La correspondance entre Freud et Bleuler a également abordé des questions liées à la sexualité et à la libido, des concepts centraux dans la psychanalyse. Les débats sur la sexualité ont permis d'explorer davantage les idées de Freud sur l'inconscient et les désirs refoulés.

Les échanges entre Freud et Bleuler ont également porté sur les approches thérapeutiques pour les patients atteints de troubles mentaux. Bien que leurs méthodes diffèrent, ils ont partagé des réflexions sur l'importance de l'écoute attentive et de la compréhension des patients.

La correspondance a été un véritable échange d'idées, et les deux chercheurs ont été influencés l'un par l'autre. Bleuler a reconnu l'importance des contributions de Freud à la psychiatrie, tandis que Freud a été influencé par les réflexions de Bleuler sur la schizophrénie.

La correspondance entre Freud et Bleuler a laissé un héritage durable dans les domaines de la psychanalyse et de la psychiatrie. Elle a contribué à élargir la compréhension des troubles mentaux et des mécanismes psychiques. Les idées échangées ont influencé de nombreux chercheurs et ont contribué à l'évolution des traitements des troubles mentaux.

La correspondance entre Sigmund Freud et Eugen Bleuler a été une période fertile d'échange d'idées, d'exploration de la schizophrénie et de réflexion sur la psyché humaine. Leur collaboration a laissé une empreinte indélébile sur les champs de la psychanalyse et de la psychiatrie, contribuant à l'évolution des théories et des pratiques dans ces domaines. La correspondance entre ces deux esprits brillants reste un témoignage de la collaboration fructueuse entre chercheurs dans le domaine de la santé mentale.

65 - Les réflexions sur le rôle de la religion dans la société

Le rôle de la religion dans la société a été un sujet de réflexion important pour Sigmund Freud, le père de la psychanalyse. Tout au long de sa carrière, Freud a exploré les implications de la religion sur la psychologie individuelle et la dynamique sociale. Ses réflexions ont contribué à jeter les bases de la psychologie de la religion, un domaine d'étude interdisciplinaire qui examine comment la croyance religieuse influence la pensée, le comportement et la culture des individus et des communautés.

Freud a avancé l'idée que la religion trouve son origine dans les besoins psychologiques et émotionnels des êtres humains. Selon lui, les croyances religieuses naissent de la nécessité de répondre à des questions existentielles profondes, telles que la nature de la vie, de la mort, et du sens de l'existence. La religion, en offrant des réponses à ces questions, crée un cadre rassurant qui permet aux individus de faire face à l'incertitude de la vie.

Dans son ouvrage intitulé "La Future d'une Illusion," Freud a qualifié la religion de "névrose obsessionnelle universelle." Il a suggéré que la religion est une illusion qui apaise les angoisses humaines, mais qui est basée sur des croyances non vérifiées. Il a comparé la croyance religieuse à une illusion car elle crée une réalité imaginée pour répondre à des désirs et des peurs profondes, même si ces désirs et ces peurs ne sont pas nécessairement basés sur des faits concrets.

Freud a également exploré les conflits religieux, suggérant que la rivalité entre différentes confessions religieuses peut être attribuée à des mécanismes psychologiques tels que le refoulement. Il a noté que les religions concurrentes projettent souvent sur les autres des éléments qu'elles répriment en elles-mêmes, ce qui conduit à des antagonismes et à des luttes pour le pouvoir.

Freud a souligné l'influence de la religion sur la morale individuelle et sociale. Il a fait valoir que la religion a joué un rôle historique dans la formation de systèmes moraux, en fixant des règles et des principes de comportement. Cependant, il a également suggéré que la morale religieuse était parfois utilisée pour réprimer les désirs naturels des individus, créant ainsi des conflits psychologiques.

L'une des idées centrales de Freud concernant la religion est la notion de répression des désirs. Il a affirmé que la religion, en imposant des normes morales strictes et en interdisant certains comportements, contribuait à refouler les désirs naturels des individus. Ces désirs réprimés pouvaient éventuellement ressurgir sous forme de symptômes psychologiques ou de conflits internes.

Les réflexions de Freud ont eu un impact durable sur la psychologie de la religion. Sa théorie de la religion en tant qu'illusion a encouragé d'autres chercheurs à examiner comment les croyances religieuses s'intègrent dans la psychologie humaine. La psychologie de la religion s'intéresse notamment à la manière dont la croyance religieuse influence le bien-être mental, le comportement moral, et la perception de la réalité.

Les idées de Freud sur la religion ont suscité de nombreuses critiques. Certains ont reproché à Freud d'ignorer la dimension spirituelle et transcendantale de la foi religieuse, insistant sur le fait que la religion peut être une source de réconfort, de sens et de soutien émotionnel pour de nombreuses personnes.

Les réflexions de Freud sur le rôle de la religion dans la société ont été marquées par une approche psychologique et rationnelle. Bien que ses idées aient été sujettes à controverse, elles ont contribué à élargir la compréhension de la religion en tant que phénomène complexe et multifacette, influençant la pensée ultérieure sur la religion et la psychologie. L'héritage de Freud dans le domaine de la psychologie de la religion continue d'alimenter des discussions et des recherches actuelles sur la manière dont la croyance religieuse interagit avec la psyché humaine et la dynamique sociale.

66 - La publication de « Psychologie des foules et analyse du moi »

L'ouvrage "Psychologie des foules et analyse du moi," écrit par Sigmund Freud en 1921, représente une étape cruciale dans le développement de la pensée freudienne. Freud a examiné des thèmes tels que la psychologie des masses, l'influence de la foule sur l'individu et l'analyse du moi. Ce livre a été influent dans la compréhension de la psychologie collective et de la dynamique du moi.

La période durant laquelle Freud a écrit "Psychologie des foules et analyse du moi" a été marquée par des bouleversements sociaux et politiques en Europe à la suite de la Première Guerre mondiale. Les mouvements de masse et les idéologies collectives suscitaient un grand intérêt et soulevaient des questions sur la psychologie des individus au sein de ces foules.

Dans cet ouvrage, Freud a examiné le comportement des individus lorsqu'ils sont réunis en groupes ou en foules. Il a noté que les dynamiques de groupe peuvent influencer le comportement des individus de manière significative, parfois jusqu'à la perte de leur sens critique et de leur autonomie. Freud a exploré comment les foules peuvent activer des processus psychologiques profonds, y compris la régression vers des états plus primitifs de conscience.

Freud a également évoqué la relation entre le surmoi, une composante de la structure de la personnalité qui représente la conscience morale, et le comportement au sein des foules. Il a suggéré que les inhibitions morales individuelles peuvent être affaiblies au sein d'une foule, ce qui peut entraîner des comportements impulsifs et parfois violents.

L'ouvrage traite également de la notion de l'analyse du moi, un concept central dans la psychanalyse freudienne. L'analyse du moi consiste à examiner de manière approfondie les mécanismes de défense et les processus inconscients qui influencent le fonctionnement du moi. Freud a exploré comment l'analyse du moi peut être appliquée pour comprendre le comportement des individus au sein de foules et dans des contextes sociaux particuliers.

Dans "Psychologie des foules et analyse du moi," Freud a également discuté de deux concepts majeurs : l'Éros, qui représente les forces d'amour et de vie, et la Destruction, qui représente les forces de destruction et de mort. Il a exploré comment ces deux forces interagissent dans la psyché individuelle et collective.

L'ouvrage de Freud a eu un impact considérable sur la compréhension de la psychologie des foules et des phénomènes collectifs. Ses idées ont influencé de nombreux penseurs ultérieurs, dont les psychologues sociaux, les sociologues et les chercheurs en sciences politiques. Les concepts de Freud ont été utilisés pour analyser des phénomènes tels que la psychologie des mouvements sociaux, le nationalisme, et la dynamique des manifestations de masse.

L'ouvrage de Freud a également suscité des critiques et des débats, en particulier sur la validité de ses concepts et sur la manière dont ils peuvent être appliqués à des contextes contemporains. Certains ont remis en question l'universalité de ses théories, soulignant que les dynamiques de groupe peuvent varier considérablement en fonction du contexte culturel et social.

La publication de "Psychologie des foules et analyse du moi" de Freud a enrichi la compréhension de la psychologie collective et de l'individu au sein de groupes sociaux. Ses idées sur la psychologie des foules, le surmoi, et l'analyse du moi continuent d'influencer la recherche en psychologie sociale et la compréhension des phénomènes collectifs. Bien que l'ouvrage puisse être critiqué pour certaines de ses généralisations, il a contribué à ouvrir la voie à des réflexions approfondies sur la psychologie des masses et la nature humaine au sein de la société.

67 - Les études sur les phobies et les névroses obsessionnelles

Les phobies et les névroses obsessionnelles sont des troubles psychologiques qui ont suscité l'intérêt et la recherche de Sigmund Freud, le fondateur de la psychanalyse. Au cours de sa carrière, Freud a mené des études approfondies sur ces troubles anxieux, contribuant ainsi à l'élaboration de concepts psychanalytiques fondamentaux.

Les phobies sont des peurs irrationnelles et intenses envers des objets, des situations ou des animaux spécifiques. Les phobies peuvent entraîner une anxiété extrême, des réactions de panique et des comportements d'évitement. L'une des études les plus célèbres de Freud sur les phobies est celle du "Petit Hans." Hans était un garçon de cinq ans atteint d'une phobie des chevaux. Freud a analysé les rêves, les fantasmes et les symptômes du Petit Hans pour comprendre l'origine de sa phobie. Il a conclu que la phobie des chevaux était liée à des conflits internes et à des désirs refoulés, en particulier des sentiments ambivalents envers son père.

Les névroses obsessionnelles, également appelées troubles obsessionnels-compulsifs (TOC) dans la terminologie contemporaine, sont caractérisées par des pensées intrusives et des comportements compulsifs répétitifs visant à réduire l'anxiété. L'étude de Freud sur les névroses obsessionnelles a jeté les bases de la compréhension psychanalytique de ces troubles. L'un de ses cas les plus célèbres est celui du "Jeune Homme aux Rats." Freud a analysé un jeune homme qui avait développé une obsession à l'égard des rats. En utilisant des techniques d'analyse des rêves, Freud a identifié des conflits profonds et refoulés dans la psyché du patient. Il a suggéré que les obsessions servaient à détourner l'attention de ces conflits refoulés.

Les études de Freud sur les phobies et les névroses obsessionnelles ont mis en lumière l'importance des mécanismes de défense dans la psychopathologie. Il a montré comment les individus utilisent des mécanismes de défense tels que le refoulement, la projection et la réaction formation pour faire face à des désirs et à des conflits refoulés. Les symptômes phobiques et obsessionnels, selon Freud, sont des expressions de ces mécanismes de défense.

Les études de Freud ont également mis en évidence l'influence des complexes d'Œdipe et d'Œdipe inversé dans le développement des phobies et des névroses obsessionnelles. Freud a montré comment les conflits non résolus liés à ces complexes pouvaient influencer la formation de ces troubles anxieux. Les sentiments ambivalents envers les figures parentales étaient souvent au cœur de ces conflits.

Les études de Freud sur les phobies et les névroses obsessionnelles ont contribué à développer les approches psychanalytiques de la psychothérapie. Freud a mis en avant la nécessité d'explorer les couches profondes de l'inconscient pour comprendre et traiter ces troubles. L'analyse des rêves, la libre association et l'exploration des processus inconscients sont devenus des techniques centrales dans le traitement des phobies et des névroses obsessionnelles en psychanalyse.

Les travaux de Freud sur les phobies et les névroses obsessionnelles ont influencé de manière significative le développement ultérieur de la psychanalyse et de la psychologie clinique. Les concepts qu'il a élaborés, tels que le complexe d'Œdipe, le rôle des mécanismes de défense et l'importance de l'inconscient, sont toujours pertinents dans la compréhension et le traitement de ces troubles. Bien que les méthodes de traitement aient évolué au fil des décennies, l'héritage de Freud dans ce domaine demeure fondamental.

Les études de Freud sur les phobies et les névroses obsessionnelles ont ouvert des portes pour la compréhension des mécanismes psychologiques sous-jacents à ces troubles anxieux. Ses observations ont contribué à éclairer le rôle des mécanismes de défense, des complexes et de l'inconscient dans le développement et le traitement de ces troubles, tout en laissant une empreinte durable sur le champ de la psychologie clinique.

68 - L'importance de la « compulsion de répétition »

La "compulsion de répétition" est un concept psychanalytique central développé par Sigmund Freud pour comprendre les schémas de comportement répétitifs et les expériences traumatisantes qui se manifestent chez les individus. Cette notion a une importance capitale dans la compréhension de la psychodynamique et de la manière dont les patients font face à des expériences passées.

La "compulsion de répétition" fait référence à la tendance des individus à répéter inconsciemment des scénarios, des émotions ou des situations qui rappellent des expériences passées, en particulier celles marquées par des traumatismes ou des conflits non résolus. Au lieu d'apprendre de ces expériences et de les éviter, les individus semblent attirés de manière compulsive vers des situations similaires. Cette compulsion de répétition est souvent observée dans le cadre de la psychanalyse.

Freud a suggéré que la compulsion de répétition est étroitement liée au traumatisme et au refoulement. Les expériences traumatiques sont souvent refoulées, c'est-à-dire qu'elles sont maintenues hors de la conscience en raison de leur caractère perturbant. Cependant, même si ces souvenirs sont refoulés, ils continuent d'exercer une influence sur l'inconscient. La compulsion de répétition est la manière dont ces expériences traumatisantes refoulées cherchent à ressurgir et à être revécues d'une manière ou d'une autre.

La compulsion de répétition implique que les individus tendent à revivre les émotions, les conflits et les scénarios liés au traumatisme, plutôt que de s'en souvenir consciemment. C'est comme si l'esprit cherchait à résoudre ces expériences passées en les répétant, en espérant un résultat différent. Cela peut se manifester par des schémas de comportement destructeurs ou par des relations interpersonnelles problématiques.

L'analyse des rêves et des actes manqués est un moyen d'explorer la compulsion de répétition en psychanalyse. Les rêves, les lapsus, et les actes manqués sont des expressions de l'inconscient, et ils peuvent révéler les conflits et les émotions refoulées. En analysant ces expressions, les psychanalystes peuvent aider les patients à comprendre les schémas de comportement répétitifs et à trouver des moyens de les résoudre.

Dans le cadre de la psychanalyse, le phénomène du transfert est étroitement lié à la compulsion de répétition. Les patients développent souvent des sentiments intenses envers leur analyste, reflétant des relations passées et des schémas de comportement répétitifs. Le travail du psychanalyste consiste à explorer et à interpréter ces transferts pour aider les patients à comprendre et à résoudre leurs conflits non résolus.

Pour Freud, la compulsion de répétition n'est pas seulement une répétition vide de sens, mais une tentative inconsciente de résoudre les conflits passés. En revivant ces expériences à travers des scénarios répétitifs, les individus ont l'opportunité de les confronter, de les revivre consciemment et de les résoudre d'une manière plus adaptative.

Le concept de la "compulsion de répétition" de Freud a eu une influence durable sur la psychanalyse et la compréhension des mécanismes psychologiques sous-jacents aux comportements répétitifs. Il a éclairé la manière dont les traumatismes et les conflits refoulés peuvent continuer à exercer leur influence sur la vie des individus. Les psychanalystes contemporains continuent d'explorer ce concept dans le cadre de la psychanalyse, tout en intégrant d'autres perspectives et approches thérapeutiques.

La "compulsion de répétition" est un concept fondamental de la psychanalyse de Freud. Elle met en lumière la manière dont les individus cherchent inconsciemment à revivre et à résoudre des expériences traumatiques ou des conflits non résolus, même si cela se traduit par des schémas de comportement répétitifs. Comprendre cette dynamique est essentiel pour la psychanalyse et la psychothérapie, car elle permet d'explorer les mécanismes psychologiques profonds qui influencent le comportement humain.

69 - La correspondance avec le philosophe allemand Martin Heidegger

La correspondance entre Sigmund Freud et Martin Heidegger est un témoignage fascinant de la rencontre de deux des esprits les plus influents du XXe siècle. Freud, le fondateur de la psychanalyse, et Heidegger, le philosophe existentialiste allemand, ont échangé une série de lettres qui reflètent à la fois leurs divergences philosophiques et leur respect mutuel.

La correspondance entre Freud et Heidegger est remarquable en ce sens qu'elle représente un dialogue entre la psychanalyse et la philosophie existentialiste. Freud était au sommet de sa renommée en tant que père de la psychanalyse, tandis que Heidegger était l'une des figures les plus influentes de la philosophie existentialiste en Europe. Leurs échanges ont ouvert la voie à une réflexion interdisciplinaire qui a eu un impact durable sur les deux domaines.

Malgré leur respect mutuel, Freud et Heidegger avaient des divergences philosophiques fondamentales. Heidegger était critique à l'égard de la psychanalyse de Freud, qu'il considérait comme réductrice et déterministe. Il s'opposait également à l'approche scientifique de Freud, préférant une approche philosophique de la compréhension de la psyché humaine. Ces divergences ont été mises en évidence dans leur correspondance, mais elles n'ont pas entamé leur admiration réciproque.

La correspondance entre Freud et Heidegger a porté sur des questions profondes concernant la nature humaine. Ils ont exploré des thèmes tels que la conscience, l'inconscient, la liberté, la culpabilité et l'angoisse. Leurs échanges ont permis d'approfondir la réflexion sur ces questions existentielles et psychologiques, même si leurs réponses différaient.

Un point d'accord entre Freud et Heidegger était l'importance de l'inconscient dans la compréhension de la psyché humaine. Bien qu'ils aient des conceptions différentes de ce que représente l'inconscient, ils ont reconnu son rôle fondamental dans la détermination du comportement humain. Cette reconnaissance a contribué à élargir la portée de l'inconscient au-delà de la psychanalyse, en le replaçant au cœur de la réflexion philosophique.

La correspondance entre Freud et Heidegger a eu un impact sur leurs travaux respectifs. Bien que leurs positions philosophiques n'aient pas radicalement changé à la suite de ces échanges, ils ont été influencés par les idées de l'autre. Heidegger a intégré des éléments de la psychanalyse freudienne dans sa propre philosophie existentielle, tandis que Freud a continué à réfléchir sur les questions existentielles soulevées par Heidegger.

La correspondance entre Freud et Heidegger a laissé un héritage durable dans les domaines de la philosophie et de la psychanalyse. Elle a montré que le dialogue entre différentes disciplines peut enrichir la réflexion sur la nature humaine. Leurs échanges ont inspiré d'autres penseurs à explorer les liens entre la psychologie, la philosophie et d'autres domaines, ouvrant la voie à une compréhension plus nuancée de la condition humaine.

La correspondance entre Sigmund Freud et Martin Heidegger est une fenêtre sur un dialogue intellectuel exceptionnel entre deux géants de la pensée du XXe siècle. Malgré leurs divergences philosophiques, leur échange a élargi la portée de la psychanalyse et de la philosophie existentielle, tout en soulignant l'importance de l'inconscient dans la compréhension de la nature humaine. Cette correspondance continue d'inspirer des réflexions interdisciplinaires sur les questions existentielles et psychologiques.

70 - Les débats sur la féminité et la sexualité féminine

Les débats sur la féminité et la sexualité féminine occupent une place significative dans l'œuvre de Sigmund Freud et dans le développement de la psychanalyse. Les théories de Freud sur ces questions ont été à la fois influentes et controversées, et elles ont contribué à façonner la compréhension de la sexualité féminine au XXe siècle.

L'une des contributions majeures de Freud aux débats sur la sexualité féminine réside dans sa théorie de la sexualité infantile. Il a avancé l'idée que la sexualité est présente dès l'enfance et qu'elle se développe à travers différentes étapes, notamment la phase orale, anale, phallique, et génitale. La phase phallique a suscité un débat important concernant la découverte de l'anatomie sexuelle et la formation de la personnalité.

Freud a également formulé le concept de "complexe d'Œdipe" pour les filles, en parallèle avec le complexe d'Œdipe des garçons. Dans le complexe d'Œdipe féminin, les filles ressentent un désir amoureux pour leur père (complexe d'Œdipe positif) et une rivalité envers leur mère pour l'affection paternelle (complexe d'Œdipe négatif). Cette théorie a été critiquée pour son hypothèse de l'"envie du pénis" chez les filles, qui suggère que les filles éprouvent un sentiment d'infériorité en raison de leur absence de pénis.

Les débats autour de la sexualité féminine ont également porté sur les zones érogènes féminines. Freud croyait initialement que l'orgasme vaginal était le signe de la maturité sexuelle chez les femmes, tandis que l'orgasme clitoridien était considéré comme immature. Cette distinction a suscité des critiques et des débats, en particulier de la part de féministes qui considéraient que Freud pathologisait la sexualité féminine.

Les débats sur la sexualité féminine ont été enrichis par les travaux d'autres psychanalystes. Ernest Jones, un proche collaborateur de Freud, a contribué à la compréhension de la sexualité féminine en explorant le rôle du clitoris dans la satisfaction sexuelle féminine. Karen Horney, une psychanalyste dissidente, a critiqué la théorie freudienne du complexe d'Œdipe féminin en soulignant son biais masculin. Ses travaux ont ouvert la voie à des conceptions plus égalitaires de la sexualité féminine.

Les débats sur la féminité et la sexualité féminine dans la psychanalyse ont laissé un héritage durable. Les critiques et les révisions des théories de Freud ont contribué à une compréhension plus nuancée de la sexualité féminine. Les psychanalystes contemporains reconnaissent l'importance de considérer la diversité des expériences féminines et de ne pas généraliser à partir d'une seule perspective.

Les débats sur la sexualité féminine dans la psychanalyse ont également influencé le féminisme. Les féministes ont critiqué la vision freudienne de la féminité comme étant trop centrée sur la maternité et la dépendance vis-à-vis des hommes. Ils ont plaidé pour une compréhension plus large de la sexualité féminine et de l'émancipation des femmes.

Les débats sur la féminité et la sexualité féminine dans la psychanalyse de Sigmund Freud ont été marqués par des controverses et des révisions. Les contributions de Freud ont été importantes pour la compréhension de la sexualité féminine, mais elles ont également suscité des critiques et des débats qui ont enrichi la psychanalyse et influencé les mouvements féministes. Ces débats continuent d'alimenter la réflexion sur la sexualité féminine dans le domaine de la psychologie et au-delà.

71 - La création de la Société Psychanalytique de Berlin

La création de la Société Psychanalytique de Berlin a marqué un moment crucial dans le développement de la psychanalyse en Allemagne et a eu un impact significatif sur l'expansion de cette discipline à l'échelle internationale. Fondée en 1908 par Sigmund Freud et ses disciples, cette société a joué un rôle central dans la diffusion de la psychanalyse en Europe et dans le monde.

Au début du XXe siècle, la psychanalyse était une discipline émergente, développée par Sigmund Freud à Vienne. Alors que la psychanalyse suscitait un intérêt croissant parmi les professionnels de la santé mentale, les disciples de Freud cherchaient à étendre son influence au-delà de Vienne. Berlin, en tant que grande métropole culturelle et intellectuelle de l'époque, était un choix naturel pour établir une filiale de la psychanalyse.

La Société Psychanalytique de Berlin a été officiellement fondée en 1908 sous la direction de Carl Gustav Jung, un des disciples les plus influents de Freud à l'époque. La création de cette société a été appuyée par Freud lui-même, qui voyait en Berlin un potentiel important pour la propagation de la psychanalyse. La société a rapidement attiré des professionnels de divers horizons, dont des psychiatres, des psychologues, des médecins et des écrivains, intéressés par la nouvelle discipline.

La Société Psychanalytique de Berlin a connu une période de croissance rapide, devenant l'une des plus importantes de l'Association Psychanalytique Internationale. Cependant, elle a également été le théâtre de dissensions internes. En 1912, des désaccords sur la direction de la psychanalyse et sur les interprétations de certains concepts freudiens ont conduit à une scission majeure. Jung, qui était à la tête de la société, s'est éloigné de Freud en raison de divergences théoriques.

Malgré les dissensions, la Société Psychanalytique de Berlin est demeurée un foyer de développement de la psychanalyse. Elle a vu l'émergence de l'École de Berlin, dirigée par des analystes tels que Karl Abraham et Ernst Simmel. Cette école a contribué à l'expansion des idées psychanalytiques, en particulier dans le domaine de la psychanalyse des enfants. Les membres de l'École de Berlin ont également apporté des contributions majeures à la théorie freudienne.

La création de la Société Psychanalytique de Berlin a eu un impact significatif sur la psychanalyse à l'échelle internationale. Malgré les dissensions précoces, la société a continué à jouer un rôle clé dans la diffusion de la psychanalyse en Europe et au-delà. Les travaux des analystes berlinois ont influencé la théorie et la pratique psychanalytiques, tout en contribuant à l'expansion de cette discipline dans d'autres pays.

L'héritage de la Société Psychanalytique de Berlin perdure dans la psychanalyse contemporaine. Berlin est devenue l'une des villes les plus importantes pour la psychanalyse, abritant de nombreuses associations psychanalytiques et centres de recherche. L'histoire de cette société rappelle l'importance de la diversité des interprétations et des débats au sein de la psychanalyse, tout en soulignant la résilience de cette discipline face à des défis internes.

La création de la Société Psychanalytique de Berlin représente un chapitre clé de l'histoire de la psychanalyse en Allemagne et dans le monde. Elle a été à la fois le témoin de dissensions internes et d'une contribution majeure à la théorie psychanalytique. L'héritage de cette société continue d'influencer la psychanalyse contemporaine et de rappeler l'importance des débats intellectuels dans le développement d'une discipline.

72 - La publication de « Malaise dans la culture »

La publication de "Malaise dans la Culture," en allemand "Das Unbehagen in der Kultur," en 1930, a représenté une étape significative dans l'œuvre de Sigmund Freud et une contribution majeure à la compréhension des conflits entre l'individu et la société. Ce livre, considéré comme l'un des ouvrages majeurs de la psychanalyse, explore les tensions inhérentes à la civilisation et à la nature humaine, tout en offrant des réflexions profondes sur la culture, la morale, et le rôle de l'instinct dans la vie humaine.

La publication de "Malaise dans la Culture" a eu lieu à une époque où Freud avait déjà développé une grande partie de sa théorie psychanalytique. Il était au crépuscule de sa carrière, ayant fui l'Autriche nazie en 1938 pour s'installer à Londres. Le contexte historique, marqué par les bouleversements sociaux et politiques, a influencé ses réflexions sur la culture et la société.

Dans "Malaise dans la Culture," Freud aborde le dilemme fondamental qui découle de la coexistence de l'individu et de la société. Il soutient que la civilisation impose des restrictions et des contraintes à l'individu pour maintenir l'ordre et la cohésion sociale. Ces contraintes sont inévitables et nécessaires pour éviter le chaos, mais elles engendrent des conflits psychologiques.

Freud insiste sur le rôle de l'instinct dans la vie humaine. Il explique que la culture exige des individus qu'ils refoulent leurs désirs instinctifs, notamment ceux liés à l'agression et à la sexualité. La répression de ces pulsions instinctives génère une tension psychique, ce qu'il nomme le "malaise."

Freud reconnaît que la civilisation est une réponse à l'instinct agressif humain, et elle est nécessaire pour prévenir la violence et le chaos. Cependant, il souligne que cette répression des instincts a un prix élevé en termes de santé mentale. Les individus paient ce prix sous forme de symptômes névrotiques, de culpabilité et de conflits intérieurs.

L'un des points centraux de l'ouvrage est l'examen de la relation entre la morale et la sexualité. Freud critique la morale sexuelle imposée par la culture, la considérant comme un facteur de névrose. Il souligne que la moralité sexuelle, en particulier le refoulement des désirs sexuels, contribue de manière significative au malaise culturel.

Dans "Malaise dans la Culture," Freud explore également le rôle de la religion dans la société. Il suggère que la religion a été créée pour apaiser l'angoisse causée par l'instinct de mort et pour offrir une illusion de sécurité et de sens dans un monde souvent hostile. Freud qualifie la religion de "névrose obsessionnelle universelle."

"Malaise dans la Culture" est un ouvrage majeur de la psychanalyse et a eu une influence durable dans les domaines de la psychologie, de la philosophie et de la sociologie. Il a jeté les bases pour la compréhension des conflits psychiques et culturels et a contribué à l'évolution de la psychanalyse au-delà du domaine de la thérapie individuelle pour aborder des questions plus larges de la société et de la civilisation.

La publication de "Malaise dans la Culture" de Sigmund Freud a été un tournant majeur dans l'histoire de la psychanalyse. Cet ouvrage explore les conflits entre l'individu et la société, les tensions entre l'instinct et la civilisation, ainsi que les conséquences psychologiques et sociales de ces conflits. "Malaise dans la Culture" demeure un texte essentiel pour quiconque s'intéresse à la psychologie, à la philosophie et à la compréhension de la complexité de la nature humaine dans le contexte de la civilisation.

73 - Les études sur la psychanalyse des enfants

Les études sur la psychanalyse des enfants, également connues sous le nom de psychanalyse de l'enfance, ont constitué un domaine crucial dans l'œuvre de Sigmund Freud et dans le développement de la psychanalyse en général. La compréhension de la vie psychique des enfants a élargi les horizons de la psychanalyse en explorant les racines des troubles mentaux, les stades de développement, et les mécanismes psychiques précoces.

Dès le début de sa carrière, Freud a été intrigué par la psyché des enfants. Ses observations cliniques et son intérêt pour le développement de la personnalité l'ont amené à explorer le monde intérieur des enfants, en particulier celui de ses propres enfants.

Freud a introduit plusieurs concepts majeurs dans le domaine de la psychanalyse des enfants. L'un des plus importants est le complexe d'Œdipe, qui décrit le conflit émotionnel que vivent les enfants entre leurs désirs incestueux envers un parent du sexe opposé et leurs sentiments d'hostilité envers le parent du même sexe. Cette théorie a jeté les bases de la compréhension des relations familiales et des conflits psychiques précoces.

Freud a également élaboré sa théorie des stades de développement psychosexuel, qui comprend des étapes telles que la phase orale, anale, phallique, de latence et génitale. Chaque stade est caractérisé par des besoins et des conflits spécifiques, et les expériences vécues à chaque étape ont des conséquences sur le développement de la personnalité.

La théorie de Freud sur la sexualité infantile a révolutionné la compréhension de la psyché des enfants. Il a avancé l'idée que les enfants avaient une vie sexuelle, bien que différente de celle des adultes. Cette notion a mis l'accent sur l'importance des désirs et des conflits précoces dans le développement psychique.

L'un des cas les plus célèbres de psychanalyse d'un enfant mené par Freud est celui de "L'Homme aux Loups" (Sergei Pankejeff). Ce cas a permis à Freud d'explorer en profondeur les origines des phobies infantiles et les mécanismes de défense des enfants. Il a également révélé l'importance de l'interprétation des rêves dans l'analyse des enfants.

La psychanalyse des enfants a ses propres défis. Les enfants n'ont pas toujours la capacité de verbaliser leurs pensées et leurs émotions de la même manière que les adultes. Cela signifie que les psychanalystes de l'enfance doivent utiliser des méthodes d'observation, de jeu et de dessin pour accéder au monde intérieur de leurs jeunes patients.

Les études de Freud sur la psychanalyse des enfants ont eu un impact durable sur la psychanalyse contemporaine. La psychanalyse de l'enfance est devenue une branche majeure de la psychanalyse, avec des psychanalystes spécialisés dans le traitement des enfants et des adolescents. Les concepts de Freud sur le développement psychosexuel, le complexe d'Œdipe, et la sexualité infantile continuent d'influencer la compréhension des troubles mentaux chez les enfants.

Les études de Freud sur la psychanalyse des enfants ont apporté des contributions cruciales à la psychanalyse et à la compréhension des mécanismes psychiques précoces. Ces recherches ont élargi le champ de la psychanalyse en explorant les racines des troubles mentaux dès l'enfance, jetant ainsi les bases pour une meilleure compréhension de la vie psychique des individus à toutes les étapes de leur développement.

74 - L'importance de l'écoute active dans l'analyse

L'écoute active est un pilier fondamental de l'analyse psychanalytique, et son rôle ne saurait être sous-estimé. Dans le cadre de la psychanalyse, l'écoute active se réfère à la pratique d'écouter attentivement et de manière empathique le patient, en accordant une attention particulière à ses paroles, à ses émotions et à ses expressions non verbales. Sigmund Freud, le fondateur de la psychanalyse, a posé les bases de cette méthode d'écoute, et au fil des décennies, elle est devenue une pratique essentielle dans le traitement psychanalytique.

Sigmund Freud, le père de la psychanalyse, a été l'un des premiers à reconnaître l'importance de l'écoute active dans le domaine de la psychologie et de la psychiatrie. Il a développé des techniques d'écoute active pour permettre aux patients de parler librement de leurs pensées, de leurs souvenirs et de leurs émotions. Il croyait que l'expression verbale ouverte était la clé pour accéder aux pensées et aux conflits inconscients des patients.

L'écoute active permet au psychanalyste de comprendre les couches profondes de la psyché du patient. En écoutant attentivement, le psychanalyste peut détecter des motifs, des résistances, des contradictions et des associations libres dans les discours du patient, qui révèlent les mécanismes inconscients à l'œuvre. L'écoute active aide à révéler les conflits refoulés, les désirs inconscients et les mécanismes de défense du patient.

L'écoute active crée un espace sûr où le patient peut s'exprimer sans crainte de jugement. Ce climat d'acceptation inconditionnelle permet au patient de partager ses pensées et ses émotions les plus intimes, y compris celles qu'il pourrait considérer comme inacceptables ou honteuses. L'écoute active favorise la confiance et renforce la relation thérapeutique.

Les mécanismes de défense sont des stratégies psychologiques utilisées pour se protéger des émotions et des pensées inconfortables. L'écoute active peut aider à révéler ces mécanismes en identifiant les distorsions cognitives, les rationalisations et les dénis dans les discours du patient. En prenant conscience de ces mécanismes, le patient peut commencer à travailler sur leur résolution.

L'empathie est une composante essentielle de l'écoute active. Comprendre les émotions et les perspectives du patient de manière empathique renforce la relation thérapeutique. L'empathie permet au patient de se sentir entendu et compris, ce qui peut contribuer à la réduction de la souffrance émotionnelle.

L'écoute active permet également d'explorer les phénomènes de transfert et de contre-transfert, qui sont des processus psychodynamiques fondamentaux dans la relation entre le patient et le psychanalyste. Le transfert se réfère aux sentiments et aux réactions du patient envers le psychanalyste, souvent basés sur des expériences passées. Le contre-transfert désigne les réponses du psychanalyste aux manifestations du transfert du patient. En comprenant ces phénomènes, le travail analytique peut avancer de manière plus profonde.

L'écoute active est la première étape de l'analyse, mais elle conduit souvent à l'interprétation. L'interprétation consiste à aider le patient à comprendre les significations cachées derrière ses discours, ses rêves et ses associations libres. L'objectif est de rendre conscient ce qui est inconscient, en aidant le patient à explorer ses conflits internes et à les résoudre.

Au fil des décennies, l'écoute active est devenue une pratique standard dans la psychanalyse, mais elle a également été intégrée dans d'autres approches thérapeutiques. L'écoute active est considérée comme une compétence essentielle pour les professionnels de la santé mentale qui travaillent avec des patients souffrant de troubles psychologiques. Elle favorise la compréhension, la communication et le processus de guérison.

L'écoute active est au cœur de l'analyse psychanalytique et représente la base de la relation thérapeutique. Elle permet au psychanalyste de comprendre les mécanismes psychiques inconscients du patient, d'explorer les mécanismes de défense, de révéler les transferts et les contre-transferts, et de faciliter l'interprétation. L'écoute active est une compétence puissante qui favorise la résolution des conflits internes du patient et contribue à sa croissance psychologique.

75 - La correspondance avec le psychanalyste britannique Ernest Jones

La correspondance entre Sigmund Freud et Ernest Jones représente un élément clé de l'histoire de la psychanalyse. Ces lettres échangées entre deux figures majeures de la discipline offrent un aperçu précieux des débats, des idées, des développements théoriques et des relations personnelles qui ont façonné la psychanalyse au cours du XXe siècle.

Ernest Jones était un psychanalyste britannique de renom qui a joué un rôle significatif dans la diffusion de la psychanalyse en Grande-Bretagne. Sa relation avec Sigmund Freud était à la fois professionnelle et amicale. Jones a été l'un des premiers partisans de la psychanalyse en Grande-Bretagne, et il a contribué à l'établissement de la Société britannique de psychanalyse.

La correspondance entre Freud et Jones reflète les efforts de ce dernier pour introduire la psychanalyse en Grande-Bretagne. À une époque où la psychanalyse était encore largement méconnue, Jones a travaillé activement pour promouvoir les idées de Freud et établir une base solide pour la psychanalyse en Grande-Bretagne.

Les lettres échangées entre Freud et Jones témoignent des débats et des controverses qui ont émaillé le développement de la psychanalyse. Les deux psychanalystes n'étaient pas toujours d'accord sur certains points théoriques, ce qui a donné lieu à des échanges vifs et stimulants. Ces débats ont contribué à affiner et à développer la théorie psychanalytique.

La correspondance montre également le soutien mutuel que Freud et Jones se sont apporté au fil des ans. Jones a été un fervent défenseur de Freud et de ses idées, tandis que Freud a apprécié l'engagement et les contributions de Jones à la psychanalyse. Leur relation était un exemple de la manière dont les psychanalystes se sont encouragés mutuellement dans leur travail.

Jones a joué un rôle clé dans la diffusion de la psychanalyse en dehors de l'Autriche. Ses efforts ont permis à la psychanalyse de devenir un mouvement mondial. La correspondance entre Freud et Jones témoigne de l'importance de cette diffusion et de la manière dont les idées de Freud ont voyagé au-delà des frontières de l'Europe.

La correspondance entre Freud et Jones a également mis en lumière l'influence de ce dernier sur le développement de la psychanalyse britannique. Jones a joué un rôle majeur dans la formation de la British Psychoanalytical Society et dans la transmission des idées psychanalytiques à la prochaine génération de psychanalystes britanniques.

Les lettres échangées entre Freud et Jones comprennent également des éléments de réflexion personnelle. Ils partagent leurs inquiétudes, leurs espoirs, et parfois même leurs difficultés personnelles. Cette dimension personnelle de la correspondance offre un aperçu précieux des individus derrière les psychanalystes renommés.

La correspondance entre Freud et Jones constitue un héritage durable de la psychanalyse. Ces échanges épistolaires ont aidé à façonner la psychanalyse et à en faire ce qu'elle est aujourd'hui. Ils ont contribué à éclairer les débats théoriques, à promouvoir la diffusion de la psychanalyse à l'échelle internationale, et à consolider les liens entre les psychanalystes du monde entier.

La correspondance entre Sigmund Freud et Ernest Jones est une archive précieuse de l'histoire de la psychanalyse. Elle reflète la relation entre deux psychanalystes éminents, leurs débats et leurs collaborations, ainsi que l'influence de Jones sur la diffusion de la psychanalyse en Grande-Bretagne. Cette correspondance est un témoignage de l'importance de la communication et de la collaboration dans le développement de la psychanalyse.

76 - Les réflexions sur le rôle de la moralité dans la société

Sigmund Freud, le père de la psychanalyse, a consacré une part importante de ses travaux à la compréhension de la moralité et de son impact sur la société. Ses réflexions sur ce sujet ont eu un impact significatif sur la psychanalyse et la philosophie morale.

Freud croyait que la moralité était un élément essentiel de la société, agissant comme un régulateur des comportements humains. Il soutenait que la moralité était nécessaire pour maintenir l'ordre social, prévenir le chaos et protéger les individus des impulsions destructrices.

Selon Freud, la moralité trouve ses racines dans le conflit entre les pulsions instinctuelles de l'individu et les exigences de la société. Il distinguait entre le "principe de plaisir" qui cherche la satisfaction immédiate des désirs, et le "principe de réalité" qui implique la suppression des désirs pour s'adapter aux normes sociales.

Freud a introduit le concept de "surmoi" (ou superego) pour représenter la partie de la psyché qui internalise les normes morales et socialement acceptées. Le surmoi exerce une pression sur l'individu pour se conformer à ces normes, créant ainsi un sens de la culpabilité en cas de transgression.

Pour Freud, les conflits moraux non résolus pouvaient conduire à des troubles psychologiques, tels que la névrose. Les individus pouvaient ressentir de l'anxiété, de la culpabilité et des conflits internes liés à leurs désirs et à leurs valeurs morales.

Dans son ouvrage "Malaise dans la civilisation," Freud a exploré les tensions entre les besoins individuels et les exigences de la société. Il a avancé l'idée que la civilisation imposait des restrictions sur les pulsions humaines, ce qui engendrait inévitablement des souffrances psychologiques.

Freud a également développé les concepts de répression et de refoulement pour expliquer comment les désirs incompatibles avec la moralité étaient maintenus dans l'inconscient. La répression implique le refoulement actif des pensées et des désirs, tandis que le refoulement les maintient sous la surface de la conscience.

Freud a averti que la répression excessive des désirs pouvait conduire à des conséquences néfastes, notamment la névrose, la dépression et l'anxiété. Il a suggéré que trouver un équilibre entre la satisfaction des désirs et la conformité morale était essentiel pour le bien-être psychologique.

Les idées de Freud sur la sexualité et la moralité ont souvent été controversées. Il a remis en question les normes morales de son époque en soutenant que la sexualité infantile était une réalité incontournable. Cette perspective a été un point de discorde majeur dans ses débats avec d'autres intellectuels de l'époque.

Les idées de Freud sur la moralité ont eu un impact durable sur la psychanalyse et ont contribué à façonner la théorie psychanalytique. Ses concepts de surmoi, de répression et de refoulement sont devenus des éléments clés de la compréhension de la psyché humaine.

Les réflexions de Sigmund Freud sur le rôle de la moralité dans la société ont profondément influencé la psychanalyse et la philosophie morale. Ses idées sur la tension entre les désirs individuels et les normes sociales, ainsi que sur les conséquences de la répression excessive, ont ouvert la voie à une réflexion approfondie sur la moralité et la psyché humaine. Ses contributions ont élargi notre compréhension des mécanismes moraux et de leurs implications sur le plan psychologique.

77 - La création de la Société psychanalytique de Zurich

La Société psychanalytique de Zurich est une institution majeure dans l'histoire de la psychanalyse, fondée en 1907 par Carl Gustav Jung, un psychiatre suisse qui était à l'époque un proche collaborateur de Sigmund Freud. Cette création a eu un impact significatif sur le développement de la psychanalyse et les relations entre Freud et Jung, qui ont connu des hauts et des bas tout au long de leur collaboration.

Au début du XXe siècle, la psychanalyse était encore une discipline émergente, avec Sigmund Freud en tant que figure centrale. Freud avait déjà établi la Société psychanalytique de Vienne en 1902 et était en train de développer une base solide pour la psychanalyse. C'est à ce moment-là que Carl Jung, un jeune psychiatre suisse prometteur, est entré en contact avec Freud. Jung a été introduit dans les cercles psychanalytiques par un autre pionnier de la psychanalyse, Sándor Ferenczi.

Jung est rapidement devenu un proche collaborateur de Freud et un membre important de la Société psychanalytique de Vienne. Leur relation était marquée par une grande estime mutuelle et une correspondance active. Cependant, dès le début, des différences fondamentales dans leurs perspectives ont commencé à émerger.

Une de ces différences majeures était la conception de Jung de l'inconscient. Alors que Freud se concentrait principalement sur l'inconscient personnel, Jung a développé l'idée d'un "inconscient collectif", qui contient des éléments partagés par toute l'humanité, comme des archétypes et des symboles universels. Cette différence de perspective a créé des tensions entre les deux hommes et leurs partisans respectifs.

En 1910, Jung est devenu le président de la Société psychanalytique de Vienne, succédant à Freud. Cela a marqué un moment crucial dans l'histoire de la psychanalyse, car Jung a introduit certaines de ses idées, notamment son concept d'inconscient collectif, dans le cadre de la société. Cependant, ces développements n'ont pas été accueillis favorablement par tous les membres, et les tensions ont continué à s'aggraver.

La création de la Société psychanalytique de Zurich a été un tournant majeur dans cette querelle. En 1912, Jung et ses partisans ont fondé la société à Zurich en tant qu'alternative à la Société psychanalytique de Vienne. Cela a marqué la séparation officielle entre Freud et Jung, qui ont poursuivi des voies distinctes en psychanalyse.

La Société psychanalytique de Zurich est devenue un centre d'activité psychanalytique important en Europe. Jung a développé ses propres théories et concepts, notamment la psychologie analytique, qui se distinguait de la psychanalyse freudienne. Le psychologue suisse s'est intéressé à la spiritualité, à la mythologie et à la religion, ce qui a contribué à élargir la portée de la psychanalyse au-delà de la seule sphère clinique.

La séparation de Freud et Jung a été marquée par des différends publics, des correspondances enflammées et des critiques mutuelles. Les deux figures ont continué à exercer une influence majeure sur le développement de la psychanalyse, mais sur des voies distinctes. Freud a maintenu la direction de la Société psychanalytique de Vienne et a continué à développer sa théorie psychanalytique. Jung, de son côté, a poursuivi ses recherches en psychologie analytique et est devenu une figure de proue dans le monde de la psychologie.

La création de la Société psychanalytique de Zurich a marqué le début de la diversification de la psychanalyse en différentes écoles de pensée. Jung a ouvert la voie à de nouvelles interprétations de la psychologie humaine et à une approche plus large de l'inconscient. Malgré leur séparation, Freud et Jung restent des figures majeures dans l'histoire de la psychanalyse, et leur héritage continue d'influencer la psychologie et la psychanalyse modernes.

78 - La publication de "Le futur d'une illusion"

"Le Futur d'une Illusion" de Sigmund Freud, publié en 1927, est un ouvrage clé de la psychanalyse. Ce livre s'attaque à un sujet complexe et controversé, à savoir la religion, et offre une analyse psychanalytique approfondie des croyances religieuses et de leur origine. L'ouvrage se penche sur les racines psychologiques de la religiosité et explore le rôle de la religion dans la vie des individus et de la société.

Dans "Le Futur d'une Illusion", Freud commence par reconnaître l'omniprésence de la religion dans la société humaine, tout en soulignant qu'il y a très peu de preuves objectives pour étayer les croyances religieuses. Il soutient que la religion est en grande partie basée sur des illusions et des désirs refoulés. Freud avance que les croyances religieuses ont évolué à partir des désirs infantiles de sécurité, de protection et de réconfort, en les projetant sur des entités divines telles que Dieu.

Freud argumente que la croyance en un Dieu tout-puissant est un reflet des relations infantiles avec des figures d'autorité, notamment les parents. Les individus, cherchant la sécurité et la protection, créent une image divine parentale à laquelle ils peuvent se soumettre. La foi religieuse fournit ainsi un sentiment de réconfort et de protection, similaire à la relation parent-enfant.

Un autre point crucial de "Le Futur d'une Illusion" est l'idée que la religion permet aux individus de faire face à l'angoisse de la mortalité. Freud affirme que la religion offre une réponse à la terreur de la mort en promettant une vie après la mort, récompensant ainsi la soumission religieuse. De plus, la religion offre une morale et des normes de conduite qui donnent un sens à la vie. Elle renforce les interdits sociaux en promettant des récompenses ou en menaçant de châtiments dans l'au-delà.

Cependant, Freud ne mâche pas ses mots lorsqu'il décrit la religion comme une illusion, un système de croyances dénué de preuves concrètes. Il critique également les aspects dogmatiques et autoritaires de la religion, lesquels, selon lui, entravent le progrès de la civilisation. Il voit dans la religion un moyen de contrôler les masses en les soumettant à l'autorité religieuse et en les empêchant de remettre en question les normes établies.

L'ouvrage de Freud a suscité des réactions variées, allant de l'opposition farouche à l'approbation enthousiaste. Certains ont vu en lui un athée militant, tandis que d'autres ont salué son analyse profonde des motivations humaines. Quoi qu'il en soit, "Le Futur d'une Illusion" a ouvert un débat important sur la place de la religion dans la société et sur la manière dont les croyances religieuses sont enracinées dans la psyché humaine.

"Le Futur d'une Illusion" de Freud est un ouvrage qui remet en question la nature de la religiosité et qui incite les lecteurs à examiner de près les fondements de leurs croyances. Qu'on le considère comme une critique acerbe de la religion ou comme une exploration profonde de la psychologie humaine, cet ouvrage demeure une contribution significative à la compréhension de la religion et de ses racines psychologiques. Il continue d'être étudié et débattu par les psychanalystes, les théologiens, les philosophes et les chercheurs en sciences sociales du monde entier.

79 - Les études sur l'homosexualité et la bisexualité

Les études de Sigmund Freud sur l'homosexualité et la bisexualité ont marqué un tournant dans la compréhension de la sexualité humaine. Bien que les idées de Freud aient évolué avec le temps, sa contribution à ces domaines est essentielle pour saisir l'histoire de la psychanalyse et son impact sur la perception de la sexualité.

Freud a abordé le sujet de l'homosexualité dans le contexte de sa théorie psychanalytique de la sexualité. Dans ses premiers travaux, il considérait l'homosexualité comme un trouble de la sexualité. À l'époque, l'homosexualité était largement stigmatisée, à la fois socialement et médicalement. Les écrits de Freud reflétaient ces attitudes, et il attribuait souvent l'homosexualité à des facteurs tels que des expériences infantiles perturbées ou des conflits familiaux.

Cependant, Freud a progressivement modifié son point de vue sur l'homosexualité à mesure que sa théorie évoluait. Ses idées ont commencé à changer de manière significative avec la publication de ses "Trois essais sur la théorie de la sexualité" en 1905. Dans ces essais, il a émis l'hypothèse que la sexualité humaine est fluide et que les individus peuvent avoir des inclinations à la fois hétérosexuelles et homosexuelles à différents stades de leur développement.

Freud a également introduit le concept de bisexualité psychique, qui suggère que chaque individu possède une combinaison de pulsions hétérosexuelles et homosexuelles. Selon cette théorie, l'orientation sexuelle n'est pas fixe, mais peut varier en fonction de facteurs psychologiques et développementaux. Freud a affirmé que la bisexualité psychique est une caractéristique innée de l'être humain, bien que sa manifestation puisse différer d'une personne à l'autre.

L'idée de la bisexualité psychique a été un tournant important dans la pensée de Freud sur la sexualité. Elle a contribué à déstigmatiser l'homosexualité en suggérant que l'orientation sexuelle ne relève pas simplement d'un choix ou d'un dysfonctionnement. Au lieu de cela, Freud a souligné que la bisexualité psychique est une composante naturelle de la psyché humaine.

Parallèlement à ces développements théoriques, Freud a critiqué la stigmatisation sociale de l'homosexualité. Il a affirmé que les préjugés et les normes culturelles jouent un rôle essentiel dans la création de la souffrance psychologique chez les individus homosexuels. Freud a reconnu que la société exerce une pression considérable pour que les individus se conforment aux normes hétérosexuelles, ce qui peut entraîner des conflits et des problèmes psychologiques.

Cependant, il est important de noter que, malgré ces avancées, les idées de Freud sur l'homosexualité portaient toujours la marque des préjugés de son époque. Il n'a pas rejeté complètement l'idée que l'homosexualité pourrait résulter de problèmes psychologiques, ce qui a été critiqué par la communauté LGBTQ+.

Il est également important de noter que l'évolution des idées de Freud sur l'homosexualité a été influencée par son temps. La fin du XIXe et le début du XXe siècle étaient marqués par des attitudes sociales largement homophobes, ce qui a eu un impact sur les perceptions de la psychanalyse à cette époque.

Les contributions de Freud à la compréhension de l'homosexualité ont été un point de départ pour des recherches ultérieures sur la sexualité humaine. Ses idées ont suscité des débats académiques et sociaux sur la nature de l'orientation sexuelle et sur l'importance de la tolérance envers les individus dont l'orientation diffère des normes hétérosexuelles. Au fil des décennies, des avancées dans la recherche et l'évolution des attitudes sociales ont permis de développer des perspectives plus inclusives et respectueuses envers la diversité des orientations sexuelles.

En ce qui concerne la bisexualité, Freud a apporté des contributions essentielles à la compréhension de la sexualité humaine. Sa reconnaissance de la bisexualité psychique en tant que composante naturelle de la psyché humaine a contribué à changer la perception de la sexualité et a ouvert la voie à une réflexion plus nuancée et tolérante sur les identités sexuelles et les orientations. Cependant, les préjugés de son époque ont également laissé leur empreinte, et il a fallu du temps pour que la société évolue vers des perspectives plus inclusives et égalitaires en matière de sexualité.

En somme, les travaux de Freud sur l'homosexualité et la bisexualité ont été un élément clé de l'histoire de la psychanalyse et ont eu un impact durable sur la compréhension de la sexualité humaine. Ses théories, bien qu'elles aient été critiquées et développées au fil du temps, ont contribué à ouvrir la voie à des discussions et des recherches plus approfondies sur ces questions fondamentales de la psychologie et de la société.

80 - L'importance du "transfert" dans la relation analyste-patient

L'importance du "transfert" dans la relation entre l'analyste et le patient est un concept fondamental en psychanalyse qui a été développé par Sigmund Freud et qui continue de jouer un rôle central dans la pratique et la théorie psychanalytique. Ce phénomène complexe est essentiel pour la compréhension du processus analytique et de la dynamique interne du patient.

Le transfert est un concept clé de la psychanalyse qui désigne le processus par lequel les sentiments, les émotions et les expériences passées du patient sont inconsciemment projetés sur l'analyste. En d'autres termes, le patient réagit à l'analyste non pas uniquement en tant que personne réelle, mais aussi en fonction de ses propres désirs, fantasmes, et expériences passées. Cette projection des sentiments du patient sur l'analyste peut être positive ou négative et est souvent influencée par les relations antérieures du patient, en particulier celles avec ses figures d'attachement telles que les parents.

Freud a introduit le concept de transfert dans le cadre de ses premiers travaux sur la psychanalyse. Il a observé que les patients développaient des sentiments forts envers lui, à la fois d'attachement et de résistance, et que ces sentiments semblaient souvent refléter des dynamiques inconscientes de leur passé. L'analyste, selon Freud, devait jouer un rôle neutre et bienveillant, permettant ainsi au patient de projeter et d'explorer ces sentiments en toute sécurité.

Le transfert est considéré comme un élément inévitable de la relation analyste-patient, et il est généralement considéré comme une partie essentielle du processus analytique. C'est à travers le transfert que les conflits inconscients du patient sont révélés, explorés et travaillés. Les émotions et les fantasmes du patient envers l'analyste fournissent des indices précieux sur les schémas psychiques du patient, qui peuvent être le point de départ d'une exploration plus profonde.

Un aspect important du transfert est la notion de "transfert positif" et "transfert négatif". Le transfert positif se produit lorsque le patient développe des sentiments chaleureux, d'admiration ou d'amour envers l'analyste, tandis que le transfert négatif implique des sentiments de colère, de frustration ou de rejet envers l'analyste. Ces deux types de transfert sont cruciaux pour l'analyse, car ils révèlent les conflits internes du patient et les dynamiques relationnelles qui ont pu influencer sa vie.

L'analyste joue un rôle clé dans la gestion du transfert. Il doit maintenir une position neutre, évitant de susciter des réponses émotionnelles excessives, tout en explorant et en interprétant les éléments du transfert avec le patient. L'analyste ne doit pas prendre les réactions du patient de manière personnelle, car elles sont en grande partie le produit de l'inconscient du patient. Au lieu de cela, l'analyste doit aider le patient à prendre conscience de ces processus et à les intégrer dans une compréhension plus profonde de lui-même.

Le concept de transfert a évolué au fil du temps dans le cadre de la psychanalyse. Les psychanalystes post-freudiens ont développé des théories plus élaborées sur le transfert et ont exploré comment il peut varier en fonction de la personnalité du patient et de la nature de la relation thérapeutique. L'objectif est de créer un espace de parole et de compréhension, permettant au patient de réviser ses attitudes et ses comportements dans un contexte sûr.

Le transfert est un élément fondamental du processus analytique, et son exploration peut être une source précieuse d'insight et de guérison pour le patient. Il illustre l'importance du travail psychanalytique dans la compréhension et la résolution des conflits internes, des dynamiques relationnelles et des schémas répétitifs. L'analyste joue un rôle essentiel en guidant le patient à travers ce processus complexe, en facilitant la découverte de l'inconscient et en favorisant la croissance et la transformation psychologique.

81 - La correspondance avec la psychanalyste américaine Karen Horney

La correspondance entre Sigmund Freud et Karen Horney, deux figures éminentes de la psychanalyse, représente une contribution significative à l'histoire de la psychanalyse. Leurs échanges ont été marqués par un mélange d'admiration intellectuelle, de désaccords théoriques et de discussions constructives.

Karen Horney était une psychanalyste allemande, plus tard naturalisée américaine, née en 1885. Elle était une des premières femmes à devenir membre de l'Association psychanalytique internationale, marquant ainsi son engagement dans la psychanalyse freudienne. Cependant, Horney a également été une critique acharnée de certaines des théories de Freud, en particulier celles concernant la sexualité féminine et les théories sur la libido.

La correspondance entre Freud et Horney a débuté dans les années 1920. Leurs lettres étaient souvent empreintes de respect mutuel et de courtoisie. Horney admirait profondément Freud et reconnaissait sa contribution inestimable à la psychanalyse. En retour, Freud reconnaissait le talent et l'intelligence de Horney en tant que psychanalyste.

L'un des principaux points de désaccord entre Freud et Horney était la question de la sexualité féminine. Freud avait avancé des théories sur l'envie du pénis chez les femmes et l'importance de la différence anatomique entre les sexes. Horney, cependant, a contesté ces théories en argumentant que la psychanalyse devait éviter de sexualiser tous les aspects du développement humain. Elle a également remis en question l'importance de l'envie du pénis et a proposé des idées plus nuancées sur la nature de la féminité.

Malgré ces désaccords, la correspondance entre Freud et Horney a été marquée par un ton respectueux et constructif. Ils ont continué à échanger leurs idées et à discuter de questions psychanalytiques, chacun défendant ses points de vue avec éloquence. Cette correspondance a montré que la psychanalyse était une discipline en évolution, et que les débats et les désaccords étaient des éléments essentiels de son développement.

La relation entre Freud et Horney a également été influencée par les contextes culturels et politiques de l'époque. Horney a émigré aux États-Unis en 1932 pour échapper à la montée du nazisme en Allemagne. Elle est devenue une figure importante de la psychanalyse aux États-Unis et a contribué à l'établissement de la psychanalyse néo-freudienne. Ce contexte a également renforcé son désir de développer des théories psychanalytiques alternatives.

Horney a continué à écrire et à enseigner aux États-Unis, tout en développant ses propres théories sur la psychologie féminine et le rôle des facteurs socioculturels dans le développement de la personnalité. Elle a fondé l'Association psychanalytique américaine et a contribué à l'essor de la psychanalyse aux États-Unis.

La correspondance entre Freud et Horney s'est poursuivie jusqu'à la mort de Freud en 1939. Bien que leurs désaccords n'aient jamais été pleinement résolus, leur échange intellectuel a contribué à ouvrir des portes pour de nouvelles réflexions et développements dans le champ de la psychanalyse. Karen Horney a continué à développer ses propres théories et à laisser sa propre empreinte sur la psychanalyse. Cette correspondance témoigne de la richesse et de la vitalité de la psychanalyse en tant que discipline en constante évolution.

82 - La création de la Société psychanalytique de Budapest

La création de la Société psychanalytique de Budapest représente un chapitre important de l'histoire de la psychanalyse. Cette institution a joué un rôle significatif dans la diffusion et le développement de la pensée psychanalytique en Hongrie et dans les pays d'Europe centrale.

La Société psychanalytique de Budapest a été fondée en 1913 par Sándor Ferenczi, un proche collaborateur de Sigmund Freud et une figure clé de la psychanalyse hongroise. La création de cette société a été influencée par plusieurs facteurs historiques et intellectuels de l'époque. La psychanalyse freudienne était en pleine expansion en Europe, et la création de sociétés psychanalytiques dans différentes régions était un moyen de promouvoir et de structurer cette nouvelle discipline.

Le climat intellectuel et culturel de Budapest au début du XXe siècle était propice à l'essor de la psychanalyse. La ville était un important centre européen de la culture et des arts, et elle était le foyer de nombreuses personnalités intellectuelles. Cela a fourni un terreau fertile pour le développement de la psychanalyse, une discipline qui explorait les profondeurs de l'esprit humain et qui avait des implications pour la compréhension de la culture, de la créativité et de la subjectivité.

Sándor Ferenczi, en tant que psychanalyste éminent, était déterminé à introduire la psychanalyse en Hongrie. Il avait déjà été formé par Freud lui-même à Vienne et partageait la conviction que la psychanalyse avait le potentiel de révolutionner la compréhension de la psyché humaine.

Ferenczi était un praticien passionné et expérimental de la psychanalyse, et il croyait en son application dans divers domaines de la médecine, de la psychiatrie et de la psychologie.

La création de la Société psychanalytique de Budapest a été un processus significatif. Ferenczi a d'abord fondé un petit cercle de psychanalystes hongrois intéressés par les idées de Freud. Ce groupe s'est réuni régulièrement pour discuter des concepts psychanalytiques et pour discuter des cas cliniques. Cela a jeté les bases de ce qui allait devenir la société officielle.

En 1913, la société a été officiellement fondée sous le nom de "Société psychanalytique de Budapest". Elle a rapidement attiré des membres et des étudiants désireux d'apprendre et de pratiquer la psychanalyse. Ferenczi a joué un rôle clé en tant que président de la société et en tant qu'enseignant. Il a organisé des séminaires, des présentations cliniques et des conférences pour éduquer les membres et promouvoir la psychanalyse en Hongrie.

La société a contribué de manière significative au développement de la psychanalyse en Europe centrale. Les membres de la Société psychanalytique de Budapest ont traduit de nombreux écrits de Freud en hongrois, rendant ainsi la littérature psychanalytique accessible à un public plus large. De plus, Ferenczi a introduit de nouvelles idées et concepts dans la psychanalyse, contribuant ainsi à son évolution.

La Première Guerre mondiale a cependant perturbé les activités de la société. Ferenczi lui-même a été appelé pour servir dans l'armée hongroise. Après la guerre, la Hongrie a subi des changements politiques importants, notamment la chute de l'Empire austro-hongrois. Malgré ces bouleversements, la société a survécu et a continué à se développer.

Ferenczi a également entretenu une correspondance étroite avec Freud, dans laquelle il partageait ses réflexions sur la pratique de la psychanalyse et ses idées novatrices. Leur correspondance est devenue un document important dans l'histoire de la psychanalyse.

L'impact de la Société psychanalytique de Budapest s'est étendu au-delà de la Hongrie. Les membres de la société ont contribué à la diffusion de la psychanalyse en Europe centrale et ont participé aux mouvements psychanalytiques internationaux. Ferenczi lui-même a été une figure influente dans le développement de la psychanalyse, et ses idées sur le "tact" et le "réel" ont eu une influence durable sur la discipline.

La création de la Société psychanalytique de Budapest a été un moment clé dans l'histoire de la psychanalyse en Europe centrale. Cette institution a joué un rôle essentiel dans la diffusion et l'application des idées de Freud dans une région en pleine effervescence intellectuelle. Sándor Ferenczi et ses collègues ont contribué à l'expansion de la psychanalyse en Europe, tout en apportant des idées nouvelles et novatrices à la discipline. La Société psychanalytique de Budapest a laissé un héritage durable dans le monde de la psychanalyse et a contribué à l'exploration continue de l'esprit humain.

83 - La publication de "Essais de psychanalyse appliquée"

La publication des "Essais de psychanalyse appliquée" est un moment clé dans l'histoire de la psychanalyse, car elle témoigne de la manière dont la théorie freudienne a été utilisée pour comprendre et interpréter un large éventail de phénomènes humains et de problèmes psychologiques.

Les "Essais de psychanalyse appliquée" ont été publiés pour la première fois en 1923 par l'Institut psychanalytique de Berlin. Ce recueil d'articles est un exemple de l'application des concepts et des méthodes de la psychanalyse à des domaines variés tels que la littérature, la religion, la sociologie, l'anthropologie, et d'autres aspects de la culture et de la société. Cette publication démontre l'engagement de Freud et de ses disciples à étendre la portée de la psychanalyse au-delà de la clinique individuelle, en l'appliquant à la compréhension de phénomènes sociaux et culturels.

L'un des articles les plus influents de ce recueil est "Le Moïse de Michel-Ange". Dans cet essai, Freud utilise l'analyse psychanalytique pour interpréter la célèbre sculpture de Moïse de Michel-Ange. Il avance l'idée que les cornes représentées sur la tête de Moïse dans la sculpture sont en réalité un symbole phallique et que Michel-Ange, en tant qu'artiste, aurait inconsciemment exprimé des conflits liés à la sexualité et à la religion. Cette interprétation a suscité des débats et des controverses, mais elle illustre la manière dont Freud a utilisé la psychanalyse pour explorer des œuvres d'art et des symboles culturels.

Un autre article important de ce recueil est "Le futur d'une illusion". Dans cet essai, Freud examine la religion et la croyance en Dieu du point de vue de la psychanalyse. Il avance l'idée que la religion est une illusion créée par l'humanité pour répondre à ses besoins émotionnels, en particulier le besoin de protection et de réconfort face à l'incertitude et à la vulnérabilité de la vie. Freud suggère que la religion est une forme de déni de la réalité et que la foi en Dieu est une projection des désirs et des fantasmes humains. Cette analyse a eu un impact considérable sur la manière dont la religion a été étudiée en psychanalyse et a alimenté de nombreux débats sur la foi et la spiritualité.

Les "Essais de psychanalyse appliquée" contiennent également des articles sur des sujets tels que la criminologie, l'art, la mythologie, et la littérature. Par exemple, Freud a appliqué ses idées psychanalytiques à l'interprétation de mythes et de légendes, notamment l'histoire d'Œdipe. Il a exploré comment les thèmes freudiens tels que le complexe d'Œdipe peuvent être identifiés dans des récits mythologiques.

La publication des "Essais de psychanalyse appliquée" a ouvert de nouvelles perspectives pour la psychanalyse en tant que discipline. Elle a montré que les concepts et les méthodes psychanalytiques pouvaient être appliqués avec succès à un large éventail de domaines, de la culture à la religion, en passant par l'art et la littérature. Ces essais ont contribué à élargir le champ d'application de la psychanalyse, mettant en lumière sa pertinence dans la compréhension de la complexité de l'expérience humaine. En fin de compte, cette publication témoigne de l'importance de la psychanalyse en tant que discipline interdisciplinaire et de son influence durable sur la manière dont nous comprenons la psychologie, la culture et la société.

84 - La notion de "censure" dans la psychanalyse

Dans le vaste champ de la psychanalyse, la notion de "censure" occupe une place centrale. Elle fait référence à un mécanisme psychique qui opère inconsciemment pour réguler l'accès à certaines informations, pensées ou désirs. Cette notion a été développée et popularisée par le père de la psychanalyse, Sigmund Freud, et elle est essentielle pour comprendre comment fonctionne l'inconscient, les rêves, la résistance dans le processus analytique, ainsi que la manière dont les individus gèrent leurs désirs et émotions.

La psychanalyse repose sur l'idée que l'esprit humain est divisé en plusieurs instances, dont le conscient, le préconscient et l'inconscient. L'inconscient, en particulier, est le réservoir des pensées, désirs et émotions refoulés ou inconsciemment rejetés. La censure est ce qui empêche ces éléments refoulés d'émerger dans le conscient. Selon Freud, la censure est en grande partie liée à des mécanismes de défense, qui visent à protéger l'individu des pensées ou des désirs jugés inacceptables ou menaçants pour sa stabilité psychique.

L'une des manifestations les plus évidentes de la censure dans la psychanalyse est le rêve. Selon Freud, les rêves sont le "chemin royal" vers l'inconscient. Cependant, la censure veille à ce que les désirs refoulés ne soient pas facilement accessibles. Ainsi, les rêves sont souvent symboliques, déguisés et ambigus, de sorte que leur sens véritable est masqué. La tâche du psychanalyste est de décrypter ces symboles et de lever la censure pour révéler le contenu latent du rêve, ce qui peut permettre à l'analysant de mieux comprendre ses désirs refoulés.

Un autre aspect important de la censure dans la psychanalyse est la résistance. Lorsque les patients s'engagent dans une analyse, il est fréquent qu'ils rencontrent des difficultés à explorer certaines pensées ou émotions. Cela peut être dû à la censure qui bloque ces contenus inconscients. La résistance peut prendre de nombreuses formes, telles que la réticence à parler de certains sujets, des oublis, ou même la volonté de quitter prématurément la séance. Le travail du psychanalyste est d'aider le patient à reconnaître et à dépasser ces résistances pour accéder à l'inconscient.

La censure n'est pas seulement un mécanisme psychique qui opère de manière automatique. Les individus participent activement à l'auto-censure. Il s'agit de la capacité de filtrer et de modérer les pensées et les désirs en fonction des normes sociales et morales, ainsi que des propres valeurs de l'individu. L'auto-censure peut être considérée comme un mécanisme d'adaptation à la société. Cependant, elle peut aussi entraîner des conflits internes lorsque les désirs individuels entrent en conflit avec les normes sociales.

La notion de censure ne s'applique pas uniquement au niveau individuel. Elle peut également être observée à un niveau plus large dans la société et la culture. Les normes sociales et les interdits culturels peuvent être vus comme des formes de censure collective qui façonnent les comportements et les croyances des individus. La psychanalyse peut être utilisée pour analyser comment ces formes de censure collective influencent la psyché individuelle.

La notion de censure est essentielle pour comprendre le fonctionnement de l'inconscient, les mécanismes de défense, les rêves, la résistance dans le cadre de la psychanalyse, ainsi que la manière dont les individus gèrent leurs désirs et émotions. La censure agit à la fois comme une barrière protectrice contre les pensées et les désirs jugés menaçants, et comme une force qui peut entraver la recherche de la connaissance de soi. Comprendre ce mécanisme est essentiel pour le travail psychanalytique et pour une meilleure compréhension de la psyché humaine.

85 - Freud et l'inconscient collectif

Sigmund Freud, le fondateur de la psychanalyse, est souvent associé à l'idée de l'inconscient, mais il est intéressant de noter qu'il a eu un contemporain et un collègue, Carl Gustav Jung, qui a développé des idées liées à l'inconscient collectif.

Sigmund Freud a élaboré la théorie de l'inconscient en tant que réservoir psychique de pensées, de désirs et d'émotions refoulés. Selon lui, l'inconscient est composé de contenus individuels spécifiques à chaque personne, en grande partie refoulés en raison de leur nature inacceptable ou conflictuelle. La psychanalyse freudienne vise à explorer cet inconscient individuel pour comprendre et résoudre les conflits psychiques.

Carl Jung, un psychanalyste suisse et élève de Freud, a développé sa propre perspective sur l'inconscient. Il a introduit le concept d'inconscient collectif, qui se compose d'archétypes et de symboles partagés par l'humanité. Pour Jung, l'inconscient collectif est le siège des motifs universels, des mythes et des symboles présents dans toutes les cultures, tels que l'anima (l'aspect féminin chez l'homme) et l'animus (l'aspect masculin chez la femme).

Freud et Jung ont divergé sur la conception de l'inconscient. Alors que Freud se concentrait sur l'inconscient individuel et les expériences personnelles, Jung élargissait la portée de l'inconscient pour inclure une dimension collective. Cette divergence a finalement conduit à une séparation entre les deux psychanalystes.

Bien que Freud et Jung aient divergé, Jung a contribué à élargir la compréhension de Freud sur l'inconscient. Leurs discussions ont influencé le développement de la psychanalyse et ont amené Freud à explorer davantage les concepts de l'inconscient, notamment en considérant l'importance des symboles et des rêves dans la compréhension de la psyché.

Le complexe d'Œdipe, une idée centrale dans la psychanalyse freudienne, est également lié à des thèmes universels. Freud a exploré la tragédie grecque d'Œdipe pour illustrer les concepts de désirs inconscients et de conflits familiaux. Cette histoire ancienne représente un archétype qui résonne avec de nombreuses cultures.

L'inconscient collectif de Jung a influencé le développement de la psychologie analytique, une école de pensée dérivée de la psychanalyse. Les psychologues analytiques continuent à explorer les archétypes et les symboles de l'inconscient collectif dans le cadre de la thérapie et de la compréhension de la psyché humaine.

L'inconscient collectif de Carl Jung a enrichi la psychanalyse en mettant en lumière les aspects universels de l'expérience humaine. Bien que Freud et Jung aient eu des points de vue différents sur l'inconscient, leur dialogue a façonné la psychanalyse moderne et a renforcé l'importance de l'inconscient dans la compréhension de la psyché humaine. Jung a ouvert la voie à une exploration plus profonde des archétypes, des symboles et des mythes dans le domaine de la psychanalyse et de la psychologie analytique.

86 - La psychanalyse et l'exploration de la créativité

La créativité est un aspect fondamental de l'expérience humaine. Elle englobe l'art, la science, la littérature, la musique, et bien d'autres domaines. Depuis le début du 20e siècle, la psychanalyse a joué un rôle essentiel dans notre compréhension de la créativité et de ses origines.

Sigmund Freud, le fondateur de la psychanalyse, a été l'un des premiers à s'intéresser à la créativité sous l'angle de l'inconscient. Dans son ouvrage "L'interprétation des rêves", Freud a avancé l'idée que les rêves étaient une forme d'expression créative de l'inconscient. Il a exploré les rêves comme un moyen par lequel les désirs, les conflits et les émotions refoulées pouvaient émerger de l'inconscient.

La psychanalyse a mis en avant le rôle du processus créatif dans l'expression des conflits internes et des émotions refoulées. Les artistes, écrivains et créateurs en général peuvent utiliser leur travail comme un moyen d'explorer et d'exprimer ces aspects de leur psychisme. La création artistique devient ainsi un exutoire pour les tensions internes.

La notion de sublimation est centrale dans la psychanalyse lorsqu'il s'agit de comprendre la créativité. Selon Freud, la sublimation est le mécanisme par lequel des pulsions ou des désirs sexuels sont canalisés vers des activités socialement acceptables et créatives. Par exemple, un individu peut sublimer des pulsions sexuelles en créant de l'art ou en se consacrant à la science. Ce processus permet de transformer des émotions ou des conflits internes en productions culturelles ou intellectuelles.

De nombreux artistes ont été influencés par la psychanalyse, et certains ont même participé à des séances d'analyse. Par exemple, le peintre Salvador Dali a exploré les rêves et les fantasmes dans son travail. L'écrivain Anaïs Nin a tenu un journal intime où elle a exploré ses pensées les plus profondes. La psychanalyse a servi de source d'inspiration pour ces artistes, les aidant à explorer leurs propres psychés et à donner vie à leurs créations.

La psychanalyse a également joué un rôle dans l'utilisation de la créativité comme outil thérapeutique. L'art-thérapie, par exemple, repose sur l'idée que l'expression créative peut aider les individus à faire face à des traumatismes et à des conflits internes. Cette approche permet aux patients d'explorer leurs émotions de manière non verbale, ce qui peut être particulièrement efficace pour ceux qui ont du mal à exprimer leurs sentiments verbalement.

Bien que la psychanalyse ait contribué à notre compréhension de la créativité, elle n'est pas sans controverse. Certains ont remis en question la validité de ses concepts, notamment la sublimation. De plus, la psychanalyse est souvent considérée comme trop spéculative et dépourvue de preuves empiriques solides.

La psychanalyse a profondément influencé notre perception de la créativité en mettant en lumière l'importance de l'inconscient, du processus créatif et de la sublimation. Elle a montré comment la créativité peut être un moyen d'explorer les conflits internes et les émotions refoulées. Bien que la psychanalyse ait été critiquée et que d'autres approches aient émergé, elle reste une perspective incontournable dans l'étude de la créativité et de son lien avec la psyché humaine.

87 - La psychanalyse et la critique féministe

La relation entre la psychanalyse et la critique féministe est complexe et chargée d'histoire. Depuis les premiers jours de la psychanalyse, des féministes ont questionné les idées de Sigmund Freud sur la sexualité, la féminité et le rôle des femmes dans la société.

Dès les débuts de la psychanalyse, des voix féministes se sont élevées pour critiquer certaines des idées de Freud. Par exemple, sa théorie du complexe d'Œdipe, centrée sur l'idée que les filles éprouveraient un "complexe de castration" et une "envie du pénis", a été largement contestée. Les féministes ont souligné que ces concepts semblaient attribuer aux femmes un statut inférieur, enraciné dans l'absence d'organes génitaux masculins.

Au fil des décennies, des théoriciennes féministes, telles que Karen Horney et Nancy Chodorow, ont travaillé à réviser les idées psychanalytiques pour les rendre plus compatibles avec les préoccupations féministes. Elles ont cherché à explorer les différences entre les sexes de manière plus nuancée et à remettre en question l'idée que les femmes seraient fatalement inférieures aux hommes en termes de développement psychologique.

Certains concepts psychanalytiques ont été intégrés dans la critique féministe pour analyser les structures de pouvoir et les normes de genre. Le concept de "phallocentrisme", qui décrit une focalisation excessive sur le phallus et les attributs masculins, a été utilisé pour examiner comment le patriarcat opère dans la société. De même, les idées de Freud sur le "refoulement" et la "résistance" ont été mobilisées pour explorer comment les femmes ont été contraintes de réprimer leur désir et leur ambition.

Malgré les tentatives de révision, de nombreuses féministes continuent de critiquer la psychanalyse pour sa prétendue tendance à pathologiser les femmes. Les concepts de "hystérie" et de "narcissisme féminin" ont été particulièrement ciblés. Les critiques estiment que la psychanalyse perpétue des stéréotypes négatifs sur les femmes et les considère comme inférieures en termes de développement psychologique.

Un domaine de conflit significatif concerne la sexualité féminine. La psychanalyse a été accusée de réduire la sexualité féminine à des notions telles que la "frigidité" ou l'"anorgasmie". Les critiques féministes soutiennent que ces idées ont contribué à créer des normes restrictives et à alimenter l'objectification des femmes.

Malgré les divergences, il y a eu des moments de convergence entre la psychanalyse et la critique féministe. Certains théoriciens ont cherché à combiner ces perspectives pour mieux comprendre les expériences des femmes. Par exemple, des féministes ont utilisé la notion de "transfert" de la psychanalyse pour analyser les relations de pouvoir entre les sexes et les dynamiques interpersonnelles.

La relation entre la psychanalyse et la critique féministe reste complexe. Alors que certaines féministes ont critiqué vigoureusement les idées de Freud et leur impact sur la perception des femmes, d'autres ont tenté de réviser et d'intégrer ces concepts pour les rendre plus compatibles avec les valeurs féministes. En fin de compte, la psychanalyse continue de susciter des débats animés au sein du mouvement féministe, reflétant la diversité des perspectives féministes et la complexité des questions liées au genre, au pouvoir et à la sexualité.

88 - Les études sur la psychanalyse des artistes

La psychanalyse des artistes est une discipline qui explore les processus psychologiques et les motifs inconscients qui sous-tendent la créativité artistique. Elle offre un éclairage fascinant sur la manière dont les artistes puisent dans leur propre psyché pour créer des œuvres d'art. Sigmund Freud, le père de la psychanalyse, a contribué de manière significative à cette approche en mettant en avant l'idée que l'art est une forme d'expression des désirs et des conflits inconscients.

L'une des contributions les plus importantes de Freud à la psychanalyse des artistes est son exploration de l'inconscient et de ses liens avec l'art. Dans son ouvrage majeur, "L'interprétation des rêves" (1899), Freud a exposé la notion selon laquelle les rêves, les lapsus, et les actes manqués sont des manifestations de désirs et de conflits inconscients. Il a appliqué ces idées à l'analyse de l'art, affirmant que les artistes créent inconsciemment des œuvres d'art qui révèlent des aspects de leur propre psyché.

Pour Freud, l'art était un moyen d'exprimer des désirs et des fantasmes refoulés. Il a introduit le concept de "sublimation", suggérant que l'art permet aux individus de canaliser leurs pulsions sexuelles et agressives refoulées dans des activités créatives socialement acceptées. Cette idée a ouvert de nouvelles perspectives sur la compréhension de l'art, en soulignant son rôle dans la gestion des conflits internes et des tensions psychiques.

Freud a également analysé des artistes célèbres, notamment Léonard de Vinci, qu'il a étudié dans un ouvrage intitulé "Léonard de Vinci et une mémoire de son enfance" (1910). Dans cette étude, Freud a examiné les œuvres de Léonard de Vinci à la lumière de sa propre théorie psychanalytique. Il a interprété des éléments tels que la représentation de la Vierge Marie et de Sainte Anne dans "La Vierge, l'Enfant Jésus et Sainte Anne" comme des expressions de désirs et de conflits inconscients. Bien que certaines de ces interprétations aient été contestées, elles ont eu un impact durable sur la psychanalyse des artistes.

La psychanalyse des artistes a également été influencée par la notion freudienne de "narcissisme". Freud a introduit cette idée pour décrire l'amour de soi et le besoin d'affirmation de soi. Il a suggéré que de nombreux artistes avaient un fort narcissisme, qui les poussait à créer des œuvres d'art pour obtenir reconnaissance et gratification de leur ego. Cette idée a été explorée plus en profondeur par les psychanalystes ultérieurs dans le contexte de l'art et de la créativité.

Le concept de "déplacement" de Freud a également été appliqué à la psychanalyse des artistes. Il s'agit du déplacement des affects ou des éléments psychiques d'une personne vers un autre objet ou une autre activité. Freud a suggéré que les artistes déplaçaient leurs émotions et leurs désirs refoulés dans leur travail artistique, créant ainsi des œuvres d'art riches en émotion.

En outre, Freud a examiné les thèmes récurrents dans l'art, tels que la sexualité, la mort et le désir, en mettant en avant la notion de "symbolisme". Selon lui, de nombreux éléments symboliques dans l'art, comme les phallus et les symboles religieux, étaient des expressions voilées de désirs inconscients. Cette approche a influencé l'analyse de l'iconographie artistique.

Les idées de Freud sur la psychanalyse des artistes ont été à la fois influentes et controversées. Certains artistes et critiques d'art ont adopté sa perspective, voyant l'art comme une exploration de l'inconscient. D'autres ont critiqué ses interprétations comme étant simplistes et réductrices.

La psychanalyse des artistes continue d'être un domaine dynamique de la psychologie et de l'histoire de l'art. Les idées de Freud ont ouvert la voie à des discussions approfondies sur la créativité, la motivation artistique et la signification des œuvres d'art. Bien que la psychanalyse des artistes ait évolué au fil du temps et que de nouvelles approches aient été développées, l'influence de Freud sur ce domaine reste indéniable.

89 - La publication de "Au-delà du principe de plaisir"

En 1920, Sigmund Freud publia un ouvrage qui marquerait un tournant dans le développement de la psychanalyse : "Au-delà du principe de plaisir" (jusqu'ici référencé comme "Au-delà du Principe de Plaisir" en français). Dans ce livre, Freud explorait des concepts qui allaient au-delà de ses idées précédentes sur la psyché humaine, remettant en question certaines de ses propres théories antérieures et ouvrant la voie à de nouvelles perspectives sur la nature de l'inconscient et du désir. Cet ouvrage majeur a suscité de nombreuses interprétations et discussions parmi les psychanalystes et les chercheurs en psychologie depuis sa publication.

Freud avait déjà formulé ses théories fondamentales sur la psyché humaine dans des ouvrages antérieurs, dont "L'Interprétation des rêves" (1900), "Psychopathologie de la vie quotidienne" (1901), et "Trois essais sur la théorie de la sexualité" (1905). Cependant, "Au-delà du principe de plaisir" est venu enrichir cette vision en introduisant de nouvelles idées et en proposant une perspective élargie sur l'inconscient.

La première moitié de l'ouvrage est consacrée à la distinction entre le "principe de plaisir" et le "principe de réalité". Le principe de plaisir, déjà évoqué dans des travaux précédents de Freud, réfère au désir inné de l'individu d'obtenir du plaisir et d'éviter la douleur. Le principe de réalité, en revanche, découle de l'expérience de vie de l'individu et implique la nécessité de différer la satisfaction des désirs pour tenir compte des contraintes de la réalité. Cette distinction est essentielle pour comprendre les comportements humains et les mécanismes de défense.

Une des contributions majeures de "Au-delà du principe de plaisir" est l'introduction du concept de "compulsion de répétition". Freud a observé que les individus semblent répéter des expériences traumatisantes ou des comportements autodestructeurs, en apparence contraires au principe de plaisir. Il a suggéré que la compulsion de répétition était liée à des expériences passées refoulées, qui reviennent de manière compulsive et sont souvent associées à des traumatismes infantiles.

Un autre concept clé de l'ouvrage est l'introduction de la notion de "pulsion de mort" (ou "Thanatos"), qui vient s'ajouter à la "pulsion de vie" (ou "Éros") déjà développée dans ses travaux antérieurs. Freud a suggéré que la pulsion de mort représente un désir inné de retourner à l'état inorganique, tandis que la pulsion de vie vise à préserver la vie et à créer des liens sociaux. Ces deux forces pulsionnelles sont en conflit constant et influencent de manière significative le comportement humain.

Freud a également exploré les rêves traumatiques dans "Au-delà du principe de plaisir". Il a soutenu que les rêves récurrents et troublants, souvent liés à des expériences traumatiques, étaient une manifestation de la compulsion de répétition et de la pulsion de mort. Ces rêves pouvaient être une tentative de revivre et de maîtriser une expérience traumatique, bien que cette tentative soit souvent vaine.

"Au-delà du principe de plaisir" a eu un impact profond sur la psychanalyse et a contribué à l'évolution des idées de Freud sur la psyché humaine. Ses concepts ont ouvert la voie à de nouvelles réflexions sur les traumatismes, la compulsion de répétition et la pulsion de mort, et ont élargi le champ de la psychanalyse au-delà des seules pulsions sexuelles. Ces idées ont également été explorées par d'autres psychanalystes, tels que Melanie Klein, qui a développé la théorie des relations d'objet, et Jacques Lacan, qui a revisité les concepts freudiens dans le cadre de la linguistique et de la psychanalyse.

"Au-delà du principe de plaisir" est un ouvrage incontournable dans l'histoire de la psychanalyse. Il a ouvert de nouvelles perspectives sur la compréhension de la psyché humaine et a élargi le champ de la psychanalyse en introduisant des concepts clés qui continuent d'influencer la psychologie et la psychiatrie contemporaines.

90 - L'importance de l'auto-analyse dans sa propre vie

Sigmund Freud, le fondateur de la psychanalyse, est célèbre pour ses contributions révolutionnaires à la compréhension de l'esprit humain. L'une des facettes les plus fascinantes de la vie et de l'œuvre de Freud est son engagement dans l'auto-analyse. L'auto-analyse a joué un rôle essentiel dans le développement de ses théories et dans sa compréhension des processus psychiques.

L'auto-analyse de Freud a débuté vers la fin du 19e siècle et s'est étendue sur plusieurs décennies de sa vie. Elle a été déclenchée par des difficultés personnelles et professionnelles auxquelles il était confronté à l'époque. Freud travaillait alors sur des concepts clés de la psychanalyse, tels que la résistance et le refoulement, et a ressenti le besoin d'appliquer ces concepts à sa propre expérience.

L'une des pierres angulaires de l'auto-analyse de Freud était l'exploration de son propre inconscient. Il cherchait à mettre en lumière ses pensées refoulées, ses désirs cachés et ses conflits internes. En utilisant les techniques qu'il avait développées pour ses patients, Freud a plongé profondément dans son propre psychisme.

Pour mener à bien son auto-analyse, Freud notait régulièrement ses rêves, ses associations d'idées et ses pensées. Il se mettait dans la position du patient, s'allongeant sur un divan, et se laissait librement parler de ses pensées et de ses souvenirs. Il appliquait les principes de la cure par la parole, une méthode qu'il avait développée pour ses patients. En explorant ses propres résistances et refoulements, Freud a approfondi sa compréhension des mécanismes psychiques.

L'auto-analyse a eu un impact significatif sur le développement de la psychanalyse. Elle a permis à Freud de perfectionner ses concepts et de les étayer par des exemples de sa propre vie. Par exemple, ses découvertes sur la sexualité infantile, le complexe d'Œdipe et la relation entre les désirs sexuels et l'agressivité ont été influencées par son auto-analyse.

L'auto-analyse a également conduit Freud à développer sa métapsychologie, qui explore les structures et les processus fondamentaux de l'appareil psychique. Sa propre analyse l'a poussé à repenser sa théorie des pulsions, de l'inconscient, de la résistance et du refoulement.

L'auto-analyse a également eu un impact sur la vie personnelle de Freud. Il a été confronté à des révélations sur ses désirs et ses conflits internes, ce qui a influencé sa compréhension de lui-même et de ses relations personnelles. Cette prise de conscience n'a pas été sans conséquences sur sa vie familiale et sociale.

L'auto-analyse n'était pas un processus ponctuel pour Freud. Il a poursuivi cette démarche tout au long de sa vie. Ses écrits et sa correspondance avec ses collègues et amis témoignent de son engagement constant à explorer son propre psychisme.

L'auto-analyse de Freud a laissé un héritage durable dans la psychanalyse. Elle a encouragé les psychanalystes ultérieurs à réfléchir sur leur propre psychisme et à reconnaître l'importance de l'introspection. L'auto-analyse est devenue une composante essentielle de la formation des psychanalystes.

L'auto-analyse a joué un rôle fondamental dans la vie et l'œuvre de Sigmund Freud. Elle a permis au père de la psychanalyse de mieux comprendre les processus psychiques, de perfectionner ses théories et de contribuer de manière significative au champ de la psychanalyse. Son engagement envers l'auto-analyse a laissé un héritage durable qui continue d'influencer la psychanalyse moderne. La psychanalyse, en tant que discipline, doit une dette de reconnaissance à l'auto-analyse de Freud, qui a enrichi notre compréhension de la psyché humaine.

91 - Les débats sur la psychanalyse comme science

Les débats sur la psychanalyse en tant que science ont constitué une question brûlante depuis les premiers jours de la discipline et continuent d'alimenter des discussions passionnées dans le monde de la psychologie et au-delà. Sigmund Freud, le père de la psychanalyse, a consacré une grande partie de sa carrière à développer cette nouvelle approche de la compréhension de l'esprit humain. Cependant, sa méthode et ses concepts ont suscité des débats considérables sur leur validité scientifique.

Dès ses débuts, Freud était animé par un désir de donner à la psychanalyse une base scientifique solide. Il a employé la méthode clinique et a recueilli des données provenant de l'analyse de ses patients pour développer ses théories. Cependant, la psychanalyse se distinguait radicalement des méthodes scientifiques traditionnelles.

Les premières critiques de la psychanalyse en tant que science ont porté sur le manque de rigueur expérimentale. Les détracteurs affirmaient que la psychanalyse ne respectait pas les normes scientifiques strictes, car elle se basait sur des études de cas et des concepts difficiles à mesurer de manière objective.

Face aux critiques, Freud a tenté de renforcer la scientificité de la psychanalyse en introduisant des concepts plus précis et en développant des méthodes de recherche, telles que l'analyse des rêves et les associations libres. Il a également encouragé ses disciples à poursuivre des recherches empiriques pour étayer ses théories.

Malgré les critiques initiales, la psychanalyse a progressivement vu le développement de méthodes de recherche plus avancées. Des psychanalystes comme Anna Freud, sa fille, ont contribué à l'élaboration de méthodes de recherche plus systématiques et à la création de tests projectifs, qui ont permis d'étudier certains aspects de la psyché humaine de manière plus mesurable.

L'un des débats les plus notables concerne la place de la psychanalyse parmi les disciplines scientifiques, en particulier la psychologie. Certains ont soutenu que la psychanalyse devait être considérée comme une science à part entière, tandis que d'autres ont considéré qu'elle ne remplissait pas les critères scientifiques classiques.

Les débats sur la scientificité de la psychanalyse ont également été influencés par l'évolution des conceptions de la science elle-même. Les méthodes qualitatives, les études de cas et l'exploration des processus mentaux internes ont gagné en reconnaissance au fil du temps.

Même de nos jours, le débat sur la psychanalyse en tant que science persiste. Alors que certaines écoles de pensée en psychologie accordent une place importante à la psychanalyse, d'autres la voient comme une approche moins scientifique que d'autres paradigmes, tels que le behaviorisme ou la psychologie cognitive.

Indépendamment des débats sur sa scientificité, la psychanalyse a eu un impact durable sur la psychologie et la compréhension de la psyché humaine. Ses concepts, tels que l'inconscient, le complexe d'Œdipe et les mécanismes de défense, ont influencé de nombreux domaines de la psychologie.

Les débats sur la psychanalyse en tant que science ont été nombreux et continuent d'alimenter des discussions académiques et professionnelles. Bien que la psychanalyse n'ait pas toujours satisfait aux critères de scientificité traditionnels, elle a apporté des contributions significatives à la psychologie et à la compréhension de la psyché humaine. Le statut de la psychanalyse en tant que science peut rester en suspens, mais son impact sur la pensée et la pratique psychologique reste indéniable.

92 - L'influence de la psychanalyse sur la psychiatrie

L'influence de la psychanalyse sur la psychiatrie a été une véritable révolution dans la compréhension des troubles mentaux au XXe siècle. La psychanalyse, développée par Sigmund Freud et ses disciples, a introduit de nouvelles perspectives et méthodologies pour appréhender la psychopathologie, contribuant ainsi à l'évolution de la psychiatrie en tant que discipline.

Au début du XXe siècle, la psychiatrie traditionnelle reposait largement sur des approches médicales et biologiques pour expliquer et traiter les troubles mentaux. Cependant, l'avènement de la psychanalyse a apporté une perspective radicalement différente. Sigmund Freud, en tant que pionnier de la psychanalyse, a introduit l'idée que de nombreux troubles mentaux étaient le résultat de conflits inconscients, de désirs refoulés et de traumatismes infantiles.

La psychanalyse a mis en lumière l'importance de l'inconscient dans la compréhension des troubles mentaux. Freud a développé des concepts tels que le refoulement, la résistance, la transfert, et le contre-transfert pour explorer les processus psychiques à l'œuvre dans l'esprit humain. Cette approche a ouvert de nouvelles voies pour comprendre les causes profondes des troubles psychiatriques.

L'influence de la psychanalyse s'est rapidement fait sentir dans la pratique psychiatrique. Les psychiatres ont commencé à intégrer des concepts psychanalytiques dans leur travail clinique, ce qui a enrichi leur compréhension des patients. La méthode de la cure par la parole, développée par Freud, est devenue un outil précieux pour explorer les pensées, les émotions et les conflits inconscients des patients.

La psychanalyse a également eu un impact sur la formation des psychiatres. De nombreux professionnels de la santé mentale ont suivi une formation psychanalytique pour acquérir une meilleure compréhension de la dynamique psychique et de l'importance de l'inconscient. Cette formation a contribué à l'émergence de la psychiatrie psychodynamique.

Malgré son influence significative, la psychanalyse a également suscité des débats et des dissensions au sein de la psychiatrie. Certains psychiatres ont critiqué la psychanalyse pour son manque de base empirique solide, soulignant que de nombreuses théories psychanalytiques étaient difficiles à tester scientifiquement. Ces critiques ont alimenté des débats persistants entre les partisans de la psychanalyse et ceux de l'approche médicale traditionnelle en psychiatrie.

Au fil du temps, la psychiatrie a évolué pour intégrer une variété d'approches, y compris la psychiatrie biologique et la psychiatrie cognitivo-comportementale. Cependant, l'influence de la psychanalyse demeure dans la compréhension profonde des patients, de leurs expériences passées et des mécanismes inconscients à l'œuvre dans la psyché humaine.

L'influence de la psychanalyse sur la psychiatrie a été une révolution majeure dans la compréhension des troubles mentaux. La psychanalyse a apporté une perspective unique, centrée sur l'inconscient et la dynamique psychique, qui a profondément enrichi la psychiatrie. Malgré les débats et les critiques, la psychanalyse continue d'exercer une influence durable sur la psychiatrie contemporaine, rappelant l'importance de la prise en compte des dimensions psychologiques et inconscientes dans le traitement des troubles mentaux.

93 - L'impact de la psychanalyse sur la recherche en neurosciences

La psychanalyse, développée par Sigmund Freud au début du 20e siècle, est une discipline qui a marqué l'histoire de la psychologie et de la compréhension de la psyché humaine. Au fil des décennies, la psychanalyse a suscité un débat intense sur son statut de science, ses concepts clés tels que l'inconscient, le complexe d'Œdipe et la sexualité infantile, et son influence sur d'autres domaines de la connaissance, y compris les neurosciences.

La psychanalyse a été fondée par Sigmund Freud à la fin du 19e siècle et au début du 20e siècle. Ses travaux sur l'inconscient, les rêves, la sexualité et le développement de la personnalité ont ouvert de nouvelles perspectives sur la compréhension du comportement humain. Bien que la psychanalyse ait été critiquée pour son manque de fondement scientifique, elle a eu un impact considérable sur la psychologie et la psychiatrie.

La psychanalyse a exploré des aspects de la psyché humaine qui se sont avérés pertinents pour les neurosciences. Par exemple, l'idée de l'inconscient a été explorée d'un point de vue neurologique à travers des études sur la mémoire implicite et les processus de prise de décision. Les concepts psychanalytiques tels que le refoulement ont été examinés à la lumière de la neuroscience cognitive pour comprendre comment le cerveau traite les informations conflictuelles.

La psychanalyse a également eu un impact sur la recherche en neurosciences en ce qui concerne les troubles mentaux. Les neurosciences ont bénéficié des travaux de psychanalystes sur des conditions telles que la névrose, la schizophrénie et la dépression. Les neurosciences ont examiné les corrélations cérébrales de ces troubles et ont cherché à comprendre comment les processus mentaux peuvent être perturbés.

Malgré certaines convergences, la psychanalyse et les neurosciences restent deux disciplines distinctes avec des approches différentes. La psychanalyse est une discipline essentiellement basée sur la parole et la compréhension des processus mentaux, tandis que les neurosciences sont une discipline empirique qui étudie le cerveau et le système nerveux à travers des méthodes objectives telles que l'imagerie cérébrale et l'électroencéphalographie.

La psychanalyse a eu un impact limité sur les neurosciences en tant que discipline empirique. La plupart des découvertes en neurosciences sont basées sur des preuves objectives et des données empiriques, tandis que la psychanalyse repose davantage sur des concepts abstraits et des interprétations subjectives. Les psychanalystes et les neuroscientifiques ont rarement collaboré, et la psychanalyse n'est pas largement acceptée dans la communauté des neurosciences en tant que méthode de recherche valable.

Bien que la psychanalyse ait ouvert de nouvelles perspectives sur la compréhension de la psyché humaine, son impact sur la recherche en neurosciences est limité. Les deux disciplines restent largement distinctes, avec des approches et des méthodologies différentes. Cependant, certains concepts psychanalytiques ont suscité un intérêt dans les neurosciences, et des recherches interdisciplinaires pourraient éventuellement contribuer à une compréhension plus complète du cerveau et de la psyché humaine. La psychanalyse continue d'influencer la réflexion sur la conscience, la subjectivité et les aspects plus profonds de l'expérience humaine, bien que son statut de science reste un sujet de débat.

94 - La psychanalyse dans la culture populaire

La psychanalyse est une discipline qui a profondément influencé la culture populaire depuis son développement au début du 20e siècle. Les concepts freudiens, tels que l'inconscient, le complexe d'Œdipe, et l'interprétation des rêves, ont trouvé leur place dans les films, les livres, les émissions de télévision et même les conversations quotidiennes.

L'une des formes les plus visibles de l'influence de la psychanalyse dans la culture populaire se trouve au cinéma. De nombreux réalisateurs ont intégré des éléments psychanalytiques dans leurs films, explorant les thèmes de la sexualité, de la symbolique des rêves, et des conflits psychologiques. Par exemple, le réalisateur Alfred Hitchcock a fait un usage intensif de la psychanalyse dans des films comme "Psychose", où le personnage principal, Norman Bates, est souvent interprété à la lumière des concepts freudiens.

La psychanalyse a également laissé sa marque sur la littérature. Des auteurs renommés tels que D.H. Lawrence, Virginia Woolf et Franz Kafka ont incorporé des éléments psychanalytiques dans leurs œuvres. Les romans de ces écrivains explorent des thèmes tels que la sexualité, la relecture des souvenirs et les désirs refoulés, tous inspirés par les idées de Sigmund Freud.

Les séries télévisées modernes ne sont pas en reste lorsqu'il s'agit d'incorporer la psychanalyse. Des séries comme "Les Soprano" ont utilisé des éléments psychanalytiques pour explorer les complexités des personnages et leurs luttes intérieures. Le personnage principal, Tony Soprano, consulte un psychanalyste tout au long de la série, ce qui offre une fenêtre sur les dynamiques psychologiques du personnage.

La culture populaire se reflète également dans le monde numérique, où la psychanalyse a trouvé sa place sous forme de mèmes, de blagues et de discussions en ligne. Des images de Freud, des citations et des références à la psychanalyse abondent sur les médias sociaux. Cela témoigne de l'omniprésence des idées psychanalytiques dans la culture contemporaine.

L'influence de la psychanalyse dans la culture populaire se manifeste également dans notre langage quotidien. Des termes tels que "complexes", "refoulement", "lapsus", "résistance" et "inconscient" sont couramment utilisés pour décrire des comportements et des expériences humaines. Les gens se réfèrent souvent à ces concepts sans nécessairement avoir une connaissance approfondie de la psychanalyse.

Bien que la psychanalyse ait laissé une marque indélébile sur la culture populaire, elle est également critiquée pour ses idées controversées et ses méthodes non scientifiques. Certains estiment que la psychanalyse a été surexploitée et que ses concepts sont devenus stéréotypés.

La psychanalyse a sans aucun doute laissé une empreinte profonde dans la culture populaire, que ce soit dans l'art, la littérature, le cinéma, la télévision ou le langage courant. Les concepts et les idées freudiens continuent d'influencer notre compréhension de la psyché humaine et restent une source d'inspiration pour les créateurs et les conteurs. Cependant, la psychanalyse est également sujette à la critique et à la remise en question, ce qui témoigne de sa complexité et de son statut controversé dans la culture populaire contemporaine.

95 - L'influence de la psychanalyse sur la psychologie moderne

L'influence de la psychanalyse de Sigmund Freud sur la psychologie moderne est incontestable. Ses théories, ses méthodes de traitement et ses concepts ont façonné la psychologie contemporaine, contribuant à l'essor de nouvelles approches et à une meilleure compréhension de la psyché humaine.

Sigmund Freud, le fondateur de la psychanalyse, a révolutionné la manière dont nous comprenons l'esprit humain. Sa théorie de l'inconscient, avec ses concepts clés tels que l'ego, le ça, le surmoi, le complexe d'Œdipe, et bien d'autres, a jeté les bases de la psychanalyse. Freud a mis l'accent sur l'importance de l'inconscient et de la sexualité dans le développement de la personnalité, ce qui a marqué un changement radical par rapport aux approches psychologiques antérieures.

La psychanalyse de Freud a eu un impact majeur sur la psychologie clinique. Sa méthode de traitement, la "cure par la parole," a été la première forme de psychothérapie et a ouvert la voie à des approches thérapeutiques contemporaines. Les psychologues et les psychiatres ont adopté diverses formes de psychothérapie qui reposent sur la parole et l'exploration des pensées et des émotions du patient.

L'idée d'un inconscient dynamique, où des pensées et des émotions refoulées influencent la vie quotidienne, a été une contribution majeure de Freud à la psychologie. Cette notion a été intégrée dans des théories contemporaines de la mémoire, de la perception, et de la motivation. Les psychologues modernes reconnaissent l'importance de l'inconscient dans la compréhension des comportements humains.

La théorie du développement psychosocial de l'enfant de Freud, avec ses stades de développement, a influencé la psychologie du développement. Les chercheurs ont développé des théories sur le développement de l'enfant qui s'appuient sur l'idée que des expériences précoces ont un impact durable sur la personnalité et le comportement.

Les concepts freudiens, tels que le complexe d'Œdipe, la fixation, et la régression, ont enrichi la compréhension de la psychopathologie. La psychanalyse a contribué à l'élaboration de systèmes de diagnostic psychiatrique et de compréhension des troubles mentaux. Bien que certains de ces concepts aient été critiqués, ils ont contribué à la recherche en psychopathologie.

La psychanalyse a également eu un impact sur la psychologie sociale. Les concepts freudiens, tels que la projection, la rationalisation, et la formation réactionnelle, ont été intégrés dans l'étude des mécanismes de défense, de la cognition sociale, et des interactions humaines.

La psychanalyse de Freud a suscité des critiques considérables, notamment en raison du manque de preuves empiriques solides pour étayer bon nombre de ses concepts. Les approches contemporaines de la psychologie ont souvent mis l'accent sur la méthode scientifique et l'objectivité, ce qui a conduit à des divergences avec la psychanalyse.

L'influence de la psychanalyse de Freud sur la psychologie moderne est indéniable. Ses théories ont ouvert de nouvelles voies pour comprendre la psyché humaine et ont laissé un héritage durable dans la psychologie clinique, la psychologie du développement, la psychopathologie, la psychologie sociale, et bien d'autres domaines. Bien que certains aspects de la psychanalyse aient été critiqués et révisés au fil du temps, son impact sur la psychologie demeure profond et continue d'inspirer des avancées dans la compréhension de la nature humaine.

96 - L'influence de la psychanalyse sur la sociologie

La psychanalyse, développée par Sigmund Freud au début du XXe siècle, a exercé une influence significative sur de nombreux domaines, dont la sociologie. Alors que la psychanalyse se concentre sur l'individu, ses désirs et ses mécanismes inconscients, la sociologie étudie la société, les groupes sociaux et les interactions entre les individus.

La psychanalyse a apporté à la sociologie une compréhension plus approfondie des motivations humaines. Les concepts freudiens tels que le désir, la pulsion et le complexe d'Œdipe ont été utilisés pour expliquer pourquoi les individus agissent de certaines manières au sein de la société. Par exemple, la psychanalyse a mis en évidence l'importance des désirs refoulés et des conflits inconscients dans la détermination du comportement humain, ce qui a été intégré dans l'analyse sociologique.

Alors que la psychanalyse s'intéresse à l'inconscient individuel, certains sociologues ont adapté ces idées pour explorer l'inconscient collectif d'une société ou d'une culture. L'anthropologue suisse Carl Gustav Jung a proposé le concept d'archétypes et d'inconscient collectif, qui ont été utilisés pour expliquer les mythes, les symboles et les croyances partagées au sein des groupes sociaux.

La psychanalyse a également aidé à analyser des phénomènes culturels, comme l'art, la littérature, la religion et les médias. Les sociologues ont utilisé les concepts psychanalytiques pour comprendre les motifs et les significations derrière ces expressions culturelles. Par exemple, ils ont analysé comment les symboles sexuels et les thèmes freudiens sont présents dans la publicité et le cinéma.

L'une des contributions de Freud à la psychologie des foules a également eu un impact sur la sociologie. Il a exploré comment les individus dans une foule peuvent être influencés par des pulsions collectives et des désirs refoulés. Cette perspective a été utilisée pour comprendre les mouvements de masse, les manifestations et les comportements de groupe.

La psychanalyse a mis l'accent sur l'importance des relations familiales et interpersonnelles dans le développement individuel. Les sociologues ont intégré ces idées pour étudier les relations sociales, notamment celles entre parents et enfants, entre conjoints et dans le cadre de la socialisation.

Certains sociologues ont adopté une approche plus clinique de la sociologie en utilisant des méthodes d'entretien et d'observation inspirées de la psychanalyse. Ils ont cherché à comprendre les motivations individuelles derrière les choix sociaux, les préjugés et les comportements déviants.

En retour, la sociologie a également exploré la psychanalyse en tant que phénomène social. Elle a étudié comment la psychanalyse est devenue une pratique populaire et une profession, ainsi que ses impacts sur la société.

Bien que l'influence de la psychanalyse sur la sociologie soit indéniable, il est important de noter que la sociologie est une discipline vaste et diversifiée, avec de nombreuses autres influences théoriques. Certaines critiques ont souligné que la psychanalyse, en raison de son accent sur l'individu, ne prend pas suffisamment en compte les facteurs sociaux, culturels et économiques qui influencent le comportement humain.

Néanmoins, la psychanalyse a enrichi la sociologie en apportant des perspectives sur la psyché humaine, les désirs inconscients et les dynamiques individuelles au sein de la société. Elle continue d'alimenter des discussions sur la compréhension de la nature humaine et de la vie en société.

97 - L'influence de la psychanalyse sur l'art moderne

L'influence de la psychanalyse sur l'art moderne a été profonde et durable, transformant radicalement la manière dont les artistes abordent la création artistique, la représentation de la psyché humaine et la compréhension de l'inconscient. Cette influence a ouvert de nouvelles perspectives sur la créativité, la psychologie et la sexualité, et a donné naissance à des mouvements artistiques majeurs du XXe siècle.

L'une des contributions les plus significatives de la psychanalyse à l'art moderne est la reconnaissance de l'importance de l'inconscient. Sigmund Freud a développé des théories révolutionnaires sur la manière dont les désirs, les pulsions et les expériences refoulées peuvent influencer le comportement humain. Les artistes du XXe siècle ont cherché à représenter cet aspect de la psyché humaine à travers diverses formes artistiques.

Le surréalisme, un mouvement artistique majeur qui a émergé dans les années 1920, a été fortement influencé par la psychanalyse. Des artistes surréalistes tels que Salvador Dalí, Max Ernst et René Magritte ont cherché à explorer l'inconscient en créant des œuvres remplies de symboles, de rêves et de visions. Leurs œuvres ont tenté de donner vie au monde du rêve et de l'irrationnel, en accord avec les idées freudiennes sur l'inconscient.

La psychanalyse a encouragé l'exploration des rêves en tant que source d'inspiration pour les artistes. L'interprétation des rêves, un ouvrage majeur de Freud, a inspiré de nombreux artistes à explorer les symboles et les images oniriques. Peintres, écrivains et cinéastes ont puisé dans l'univers des rêves pour créer des œuvres riches en significations cachées.

Freud a abordé la sexualité humaine de manière franche et novatrice, et cette ouverture a eu un impact significatif sur la représentation de la sexualité dans l'art moderne. Des artistes tels que Gustav Klimt et Egon Schiele ont exploré la sexualité de manière nouvelle et provocante. L'expression artistique de la sexualité est devenue plus libérée et complexe.

Le concept de refoulement, qui décrit comment les désirs et les émotions sont refoulés dans l'inconscient, est devenu un thème récurrent dans l'art moderne. Les artistes ont cherché à représenter les tensions psychologiques et les conflits internes qui résultent du refoulement. L'expression de ces conflits est devenue un élément clé de nombreuses œuvres d'art.

Certains artistes ont utilisé l'art comme un moyen de guérison et de compréhension de soi. La création artistique est devenue un moyen d'explorer les traumatismes passés, de donner forme à des émotions refoulées et de se confronter à des expériences traumatisantes. Cela a ouvert la voie à des formes d'art thérapeutiques et d'expression personnelle.

L'exploration de l'identité personnelle et de l'ego a été influencée par les idées freudiennes sur le moi. Les artistes, tels que Frida Kahlo, ont créé des autoportraits complexes explorant leur propre psyché et leurs luttes personnelles.

Les artistes conceptuels du XXe siècle ont poussé les limites de la représentation artistique en s'appuyant sur des idées et des concepts, souvent d'inspiration psychanalytique. L'art conceptuel remet en question la nature même de l'art et de la signification.

L'influence de la psychanalyse sur l'art se poursuit jusqu'à nos jours. De nombreux artistes contemporains s'inspirent des concepts freudiens pour explorer la psyché humaine, la sexualité, l'identité et la mémoire. L'art contemporain continue d'interroger les idées de Freud et de repousser les limites de la compréhension de la psyché humaine.

L'impact de la psychanalyse, et en particulier des idées de Sigmund Freud, sur l'art moderne est indéniable. Les artistes du XXe siècle ont utilisé les concepts freudiens pour explorer l'inconscient, les rêves, la sexualité et la psyché humaine de manière nouvelle et révolutionnaire. Cette influence s'est étendue à divers mouvements artistiques majeurs et continue de se faire sentir dans l'art contemporain, démontrant ainsi la profondeur et la durabilité de l'héritage de Freud dans le monde de l'art.

98 - Les débats sur la psychanalyse en médecine

Les débats sur la psychanalyse en médecine ont été un sujet de discussion majeur depuis l'émergence de la psychanalyse au début du XXe siècle. La psychanalyse, développée par Sigmund Freud, a apporté des contributions significatives à la compréhension de la psyché humaine, mais elle a également suscité des controverses et des débats passionnés parmi les professionnels de la médecine et de la psychiatrie.

La psychanalyse a marqué une rupture avec les approches médicales traditionnelles en proposant une nouvelle manière de comprendre les troubles mentaux. Freud a mis l'accent sur l'importance de l'inconscient, des désirs refoulés et des traumatismes précoces dans le développement des troubles psychologiques. Cette approche a révolutionné la psychiatrie et la psychologie.

L'une des principales critiques à l'égard de la psychanalyse est son manque de validation scientifique. Certains médecins ont remis en question la méthodologie et la rigueur scientifique des théories freudiennes. La psychanalyse repose en grande partie sur des concepts difficiles à mesurer de manière empirique, ce qui a conduit à des doutes quant à sa scientificité.

Un débat constant concerne l'efficacité de la psychanalyse en tant que forme de traitement des troubles mentaux. Certains professionnels médicaux ont mis en doute son efficacité par rapport à d'autres approches thérapeutiques, comme la thérapie cognitivo-comportementale (TCC) ou la pharmacothérapie. Les partisans de la psychanalyse font valoir que son efficacité réside dans l'exploration en profondeur des problèmes psychologiques, bien que sur une plus longue durée.

La psychanalyse exige une formation intensive et un processus de supervision prolongé pour devenir psychanalyste. Certains médecins ont critiqué cette formation comme étant trop longue et coûteuse, ce qui limite l'accès à la psychanalyse en tant que profession. Cette question a soulevé des débats sur la réglementation et la professionnalisation de la psychanalyse.

Malgré les critiques, la psychanalyse a trouvé sa place dans le domaine médical. De nombreux médecins et psychiatres ont choisi de devenir psychanalystes et d'intégrer cette approche dans leur pratique clinique. La psychanalyse est souvent utilisée pour traiter des troubles psychologiques complexes, des troubles de la personnalité et des cas où une exploration en profondeur est nécessaire.

Les idées de Freud sur la sexualité et les pulsions ont suscité des débats importants. Certains professionnels médicaux ont rejeté les théories de Freud sur la sexualité infantile et l'importance de la sexualité dans le développement. Cependant, d'autres ont reconnu la valeur de ces idées pour comprendre les troubles sexuels et les traumatismes.

Les changements dans le domaine de la psychiatrie et de la médecine ont remis en question la place de la psychanalyse dans la pratique médicale contemporaine. Les avancées dans le domaine de la neurobiologie, des traitements médicamenteux et des approches thérapeutiques plus courtes ont suscité des questions sur la pertinence continue de la psychanalyse.

Les débats sur la psychanalyse en médecine reflètent la complexité de cette approche. Alors que la psychanalyse a apporté des contributions importantes à la compréhension de la psyché humaine, elle a également suscité des controverses en raison de son manque de validation empirique et de ses coûts élevés. Cependant, elle continue d'influencer la pratique médicale et la compréhension des troubles mentaux, montrant ainsi son impact durable sur le domaine de la médecine et de la psychiatrie.

99 - L'impact de Freud sur la compréhension des traumatismes

L'œuvre de Sigmund Freud a eu un impact profond sur la compréhension des traumatismes psychologiques. Ses contributions à la psychanalyse ont permis de jeter les bases d'une approche plus approfondie et nuancée des traumatismes mentaux.

L'une des contributions les plus significatives de Freud à la psychologie a été sa reconnaissance précoce du rôle des traumatismes dans le développement de troubles mentaux. Ses premières études sur l'hystérie, au 19e siècle, l'ont conduit à formuler sa théorie de la séduction. Selon cette théorie, de nombreux troubles psychologiques trouvaient leur origine dans des expériences traumatiques de l'enfance, souvent de nature sexuelle.

Freud a ensuite modifié sa théorie de la séduction, abandonnant l'idée que les traumatismes étaient principalement causés par des expériences réelles. Il a développé sa théorie de l'inconscient, suggérant que les traumatismes pouvaient également provenir de fantasmes et de désirs refoulés. Cela a marqué le début de la compréhension de l'importance du conflit interne et de la dynamique psychique dans la genèse des traumatismes.

L'une des contributions majeures de Freud a été la formulation du concept de défense psychologique. Il a suggéré que les traumatismes pouvaient être refoulés dans l'inconscient pour protéger le psychisme. Les mécanismes de défense, tels que la répression et le refoulement, sont devenus des concepts fondamentaux dans la compréhension des traumatismes et de la manière dont les individus réagissent à ces expériences.

La théorie du complexe d'Œdipe a également eu un impact significatif sur la compréhension des traumatismes. Freud a souligné comment les relations familiales et les conflits internes pouvaient contribuer aux traumatismes psychologiques. Cette théorie a permis de comprendre comment les traumatismes pouvaient être liés à des expériences intrafamiliales complexes.

L'approche psychanalytique des traumatismes a influencé la psychologie clinique et la psychothérapie. Les psychanalystes ont développé des techniques pour explorer et traiter les traumatismes, en se basant sur la compréhension freudienne de l'inconscient, de la répression et des mécanismes de défense. Le traitement psychanalytique a été utilisé pour aider les individus à explorer les traumatismes passés et à en comprendre les conséquences sur leur psychisme.

Bien que les contributions de Freud aient été majeures, il est important de noter que ses théories ont également été critiquées. Certains ont remis en question la validité de ses idées sur la séduction et ont souligné des lacunes dans sa compréhension des traumatismes. Par la suite, des psychologues et des chercheurs ont élaboré des modèles plus élaborés des traumatismes, intégrant des concepts tels que le trouble de stress post-traumatique (TSPT).

L'impact de Freud sur la compréhension des traumatismes est indéniable. Ses idées ont permis d'ouvrir la voie à une compréhension plus profonde des traumatismes psychologiques et ont influencé la psychologie clinique et la psychothérapie. Cependant, la recherche en psychologie continue d'évoluer, apportant de nouvelles perspectives sur la nature des traumatismes et la manière de les traiter. Néanmoins, l'héritage de Freud dans ce domaine demeure incontestable, et sa contribution à la compréhension des traumatismes continue d'être étudiée et discutée aujourd'hui.

100 - L'héritage de Freud

L'héritage de Sigmund Freud dans le domaine de la psychologie, de la psychanalyse, et des sciences sociales en général est profond et durable. Freud a jeté les bases de nombreuses théories et pratiques qui ont transformé notre compréhension de la psyché humaine et de la société.

La théorie de l'inconscient : L'une des contributions les plus influentes de Freud est sa théorie de l'inconscient. Il a divisé l'esprit en trois parties : le ça, le moi et le surmoi. Cette division a ouvert la voie à la compréhension des motivations inconscientes qui guident nos actions. De nos jours, la psychologie moderne continue d'explorer l'inconscient à travers des méthodes telles que la psychologie cognitive et la neuroimagerie.

Le complexe d'Œdipe : Freud a introduit le concept du complexe d'Œdipe pour expliquer les relations familiales et les conflits inconscients. Bien que ce concept soit souvent critiqué pour sa généralité, il a influencé la psychologie du développement et la compréhension des dynamiques familiales.

La sexualité infantile : La sexualité infantile est un autre concept majeur de Freud. Il a soutenu que la sexualité est présente dès l'enfance, bien que sous une forme différente de celle des adultes. Cette idée a façonné la psychologie du développement et la compréhension de la sexualité humaine.

La méthode psychanalytique : Freud a développé une méthode d'investigation de l'esprit humain à travers l'analyse de rêves, d'actes manqués, et d'autres manifestations inconscientes. Bien que la psychanalyse en tant que telle ait été critiquée et revue au fil des ans, elle a posé les bases de l'entretien clinique, de la thérapie et de l'analyse des patients.

Les concepts de défense et de refoulement : Freud a également introduit les concepts de mécanismes de défense et de refoulement pour expliquer comment les individus répriment leurs désirs et leurs conflits inconscients. Ces idées sont devenues centrales en psychologie clinique et en psychopathologie.

L'impact sur la littérature, l'art et la philosophie : Les idées de Freud ont influencé de nombreux écrivains, artistes et philosophes du XXe siècle. Le concept de l'inconscient a été exploré dans la littérature par des auteurs comme James Joyce et Virginia Woolf. En art, le surréalisme, mouvement artistique, a été fortement influencé par la psychanalyse. Les philosophes comme Jean-Paul Sartre et Jacques Lacan ont intégré la psychanalyse dans leurs travaux.

Les critiques et les révisions : Freud n'a pas échappé à la critique. Certains ont remis en question la validité scientifique de la psychanalyse, tandis que d'autres ont critiqué son insistance sur la sexualité. Cependant, la psychanalyse a évolué et a donné naissance à de nouvelles écoles de pensée, notamment la psychologie analytique de Carl Jung et la psychologie du moi de Heinz Hartmann.

L'influence dans d'autres domaines des sciences sociales : Les idées de Freud ont également pénétré d'autres domaines des sciences sociales, tels que la sociologie, l'anthropologie et la philosophie. Son exploration des dynamiques inconscientes et des motivations a enrichi la compréhension des comportements humains au sein de la société.

La psychologie moderne : Bien que la psychanalyse ait été dépassée en tant que modèle dominant de la psychologie, de nombreux aspects des théories de Freud continuent d'influencer la psychologie contemporaine. La psychologie du développement, la psychologie clinique et la psychologie de la personnalité sont autant de domaines qui ont bénéficié de ses contributions.

Les débats et les discussions actuels : L'héritage de Freud continue de susciter des débats et des discussions dans le monde académique et au-delà. Ses concepts, parfois controversés, alimentent des discussions sur la sexualité, l'inconscient et les mécanismes de défense.

L'héritage de Sigmund Freud dans le domaine de la psychologie et des sciences sociales est incontestable. Ses idées ont façonné de nombreux domaines de la pensée contemporaine, de la psychologie à la littérature, en passant par l'art et la philosophie. Malgré les critiques et les révisions, Freud reste une figure incontournable dans l'histoire de la psychologie et de la pensée humaine.

Date de publication

Septembre 2023

Droits d'Auteur

© 2023 Max Alecha. Tous droits réservés.

Crédit

Image par Gerd Altmann de Pixabay